京都廣川 "パザパ" 薬学演習シリーズ❺

pas à pas

物理薬剤学・製剤学演習
〔第2版〕

高崎健康福祉大学教授	荻　原　琢　男	
名古屋市立大学大学院教授	尾　関　哲　也	共著
千葉大学大学院教授	森　部　久仁一	

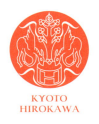

KYOTO
HIROKAWA

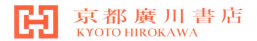

京都廣川書店
KYOTO HIROKAWA

第2版序文

　日頃，大学薬学部で物理薬剤学や製剤学の講義に携わる者として，学生諸君を前にして図表から数値を読み取ったり計算を経てはじめて解答できる問題については，できるだけ丁寧に説明することを心がけている．しかしながら，このような暗記に頼ることのできない問題は，実際に数多くの類似問題を解かせてみなければ，知識としての定着が難しいことを痛感している．一方，薬剤師国家試験では，CBTよりも図表や計算を用いる問題が比較的多く出題され，このような問題の比重が高いのは物理薬剤学，製剤学，薬物動態学（生物薬剤学），物理化学，分析化学等の分野であり，これらの科目では自ずとCBTと国試では，その性格と対策が大きく異なるのが現実である．

　このような背景がある中で，本書は敢えてCBT，国試の枠を超え，物理薬剤学・製剤学の根本を理解・定着させることを大目標として設定し，多くの類似問題を反復して学習することによって，簡単な暗記問題も含め，図表の読み取り問題や計算問題までを体得することに重点をおいた演習問題集として企画した．まず【問題】の項で解法を導くための基礎的な知識や解法を丁寧に説明し，【チェックポイント】で重要な公式やキーワードをまとめた．【演習問題】では【問題】で取り扱った解法や数式を様々な角度から活用すれば解答を導き出せる問題を，紙面の許す限り数多く掲載した．巻末には【演習問題の解答】を記載し，学生諸君が自習に

よっても学習できるように配慮した．参考にするべき国試番号については，解答の部分に5桁あるいは6桁の数字で表した（例えば国試第94回の171番の問題であれば94171）ので，適宜他の参考書も参照して頂きたい．なお，学習の際の周辺知識や"息抜き"として適宜【コラム】の項を設けた．また，計算問題を苦手とする学生諸君のために，高校までに習得した基礎的な数学や化学の復習として，第1章に「物理薬剤学・製剤学を学ぶにあたって」と題した章を設けたが，既に基礎については十分に学習が済んでいれば，この章は飛ばして学習を進めて構わない．

　我々著者は，今後，本書をよりよい演習問題集にしていきたいと考えているので，学生諸君あるいは教員の方々からのご指摘やご意見があればお寄せ頂きたい．本書が4年制，6年制の区別なく，広く薬学部学生諸君の物理薬剤学・製剤学の講義の確認問題集として，活用して頂ければ幸いである．

　最後に，本書を発刊するにあたり，多大なご尽力を賜った京都廣川書店社長廣川重男氏ならびに出版にあたり種々のご便宜を頂いた編集部来栖　隆氏，清野洋司氏に厚く感謝申し上げる．

　2018年3月　　　　　　　　　　　　　　　　　著　　　者

iii

目　　次

第1章　物理薬剤学・製剤学を学ぶにあたって・・・・・・・・1

1-1　指数と対数の基礎・・・・・・・・・・・・・・・・・・・・・・・・・・・2
1-2　単位の基礎・・・・・・・・・・・・・・・・・・・・・・・・・・・・・・・6
1-3　有効数字・・・・・・・・・・・・・・・・・・・・・・・・・・・・・・・13
1-4　分子量と溶液の濃度・・・・・・・・・・・・・・・・・・・・・・・・・16
1-5　弱電解質の pH・・・・・・・・・・・・・・・・・・・・・・・・・・・・21
1-6　弱電解質の電離平衡・・・・・・・・・・・・・・・・・・・・・・・・・24
1-7　溶解度と溶解度積・・・・・・・・・・・・・・・・・・・・・・・・・・29

第2章　粉　　　　体・・・・・・・・・・・・・・・・・・・・・・・・・35
2-1　粉体の計測・・・・・・・・・・・・・・・・・・・・・・・・・・・・・36
2-2　粉体の性質・・・・・・・・・・・・・・・・・・・・・・・・・・・・・57

第3章　溶　　　　解・・・・・・・・・・・・・・・・・・・・・・・・・73
3-1　溶解速度・・・・・・・・・・・・・・・・・・・・・・・・・・・・・・74

第4章　界面現象と分散系・・・・・・・・・・・・・・・・・・・・・93
4-1　界面現象・・・・・・・・・・・・・・・・・・・・・・・・・・・・・・94
4-2　HLB の計算・・・・・・・・・・・・・・・・・・・・・・・・・・・ 104
4-3　分散系・・・・・・・・・・・・・・・・・・・・・・・・・・・・・・ 109

iv

第5章　レオロジー・・・・・・・・・・・・・・・・・・・・・・・・・・・**117**

5-1　レオロジー・・・・・・・・・・・・・・・・・・・・・・・・・・・　118

5-2　粘度計・・・・・・・・・・・・・・・・・・・・・・・・・・・・・　125

第6章　医薬品の安定性・・・・・・・・・・・・・・・・・・・・・**133**

6-1　0次，1次，2次反応のみきわめ・・・・・・・・・・・・・・・・・　134

6-2　0次反応・・・・・・・・・・・・・・・・・・・・・・・・・・・・　141

6-3　1次反応（1）　グラフの書き方，読み方・・・・・・・・・・・・・　144

6-4　1次反応（2）・・・・・・・・・・・・・・・・・・・・・・・・・　151

6-5　2次反応・・・・・・・・・・・・・・・・・・・・・・・・・・・・　155

6-6　擬0次反応，複合反応（逐次反応，可逆反応，併発反応）

　　　・・・・・・・・・・・・・・・・・・・・・・・・・・・・・・・　158

6-7　反応速度に影響する因子：温度・・・・・・・・・・・・・・・・・　167

6-8　反応速度に影響する因子：pH・・・・・・・・・・・・・・・・・・　174

6-9　製剤の安定化・・・・・・・・・・・・・・・・・・・・・・・・・　183

第7章　剤形（固形製剤，半固形製剤，無菌製剤，DDS
製剤）・・・・・・・・・・・・・・・・・・・・・・・・・・・・・・・**191**

演習問題　解答編・・・・・・・・・・・・・・・・・・・・・・・・・・・　227

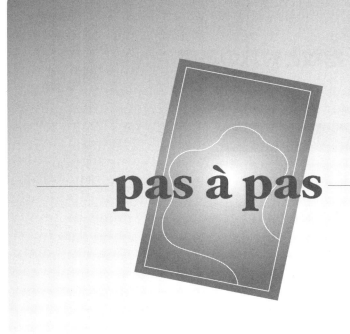

第1章

物理薬剤学・製剤学を学ぶにあたって

1-1 指数と対数の基礎

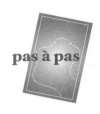
pas à pas

問題 1

以下の計算をせよ．
① $10^4 \times 10^2$　② $10^4 \div 10^2$　③ $(10^8)^2$　④ $(10^8)^{\frac{1}{2}}$

解答　① 10^6　② 10^2　③ 10^{16}　④ 10^4

Check Point

$10^a \times 10^b = 10^{a+b}$
$10^a \div 10^b = 10^{a-b}$
$(10^a)^b = 10^{a \times b}$
$10^{-a} = \dfrac{1}{10^a}$

1-1 指数と対数の基礎 *3*

問題2

$\log 2 = 0.30$，$\log 3 = 0.48$ として，以下の計算をせよ．

① $\log 4$　　② $\log 5$　　③ $\log 6$　　④ $\log \left(\dfrac{1}{2}\right)$

解答

① $\log 4 = \log 2 + \log 2 = 2\log 2$ あるいは
　$\log 4 = \log 2^2 = 2\log 2 = 2 \times 0.30 = 0.60$

② $\log 5 = \log \left(\dfrac{10}{2}\right) = \log 10 - \log 2 = 1 - \log 2 = 0.70$

③ $\log 6 = \log (2 \times 3) = \log 2 + \log 3 = 0.78$

④ $\log \left(\dfrac{1}{2}\right) = \log 1 - \log 2 = -\log 2 = -0.30$

Check Point

$\log (A \times B) = \log A + \log B$

$\log \left(\dfrac{1}{A}\right) = -\log A$

$\log A^B = B\log A$

$\log 10^A = A$

$\ln A \fallingdotseq 2.303 \cdot \log A$

　10 を底とする対数を常用対数(log)，ネイピア数 e($\fallingdotseq 2.718$)を底とする対数を自然対数(ln)という．常用対数は平衡定数や酸性度(pH)を表すときに使われるが，自然対数は反応速度や血中濃度の表記の際に使用される．

4

演習問題

問1 以下の計算をせよ.

① $10^4 \times 10^{-2}$ ② $(10^6)^2$ ③ 10^0 ④ $\sqrt{100}$

⑤ $(10 \times 10^6)^2$ ⑥ $(10 \times 10^6)^3$ ⑦ $(10 \times 10^6)^{\frac{1}{2}}$

⑧ $(4 \times 10^6)^{\frac{1}{2}}$ ⑨ $\log 100$ ⑩ $\log_3 27$

⑪ $\log_5 125$ ⑫ $\log_7 343$ ⑬ $\log 0.01$

⑭ $\log 1$ ⑮ $\ln 2$ ⑯ $\ln 10$

問2 以下の空欄に適当な数値を入れて数式を完成させよ.

$100 \times 10^{12} = 1 \times 10^{①} = 10000 \times 10^{②} = 0.01 \times 10^{③}$

$100 \times 10^{-12} = 1 \times 10^{④} = 10000 \times 10^{⑤} = 0.01 \times 10^{⑥}$

$1.00 \times 10^{17} = \boxed{⑦} \times 10^{19} = \boxed{⑧} \times 10^{15}$

$1.00 \times 10^{-17} = \boxed{⑨} \times 10^{-19} = \boxed{⑩} \times 10^{-15}$

$\dfrac{1.00 \times 10^{17}}{1.0 \times 10^5} = 1.0 \times 10^{⑪}$

$\dfrac{1.00 \times 10^{-17}}{1.0 \times 10^{-5}} = 1.0 \times 10^{⑫}$

$(1.00 \times 10^{17}) \times (1.0 \times 10^5) = 1.0 \times 10^{⑬}$

$(1.00 \times 10^{-17}) \times (1.0 \times 10^{-5}) = 1.0 \times 10^{⑭}$

問3 以下の数式を $\log 2$ と $\log 3$ を用いて表せ.

① $\log 8$ ② $\log 20$ ③ $\log 12$ ④ $\log \dfrac{1}{3}$

⑤ $\log \dfrac{4}{3}$ ⑥ $\log \dfrac{3}{4}$ ⑦ $\log 0.02$ ⑧ $\log 0.96$

⑨ $\dfrac{\log 216}{\log 144}$ ⑩ $\log \dfrac{216}{144}$ ⑪ $\log 216 - \log 144$

⑫ $\log 216 + \log 144$

1-1 指数と対数の基礎

問4 以下の X を求めよ.

① $X = 10^{\log 2}$ ② $X = 10^{\log 4}$ ③ $X = 10^{-\log 2}$

④ $X = 10^{\log \frac{1}{2}}$ ⑤ $X = e^{\ln 2}$ ⑥ $X = e^{\ln 4}$

⑦ $X = e^{-\ln 2}$ ⑧ $X = e^{\ln \frac{1}{2}}$

1-2 単位の基礎

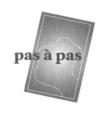

pas à pas

問題 1

次の単位の組合せの中で，SI 単位のみからなるものはどれか．
a. メートル [m]，トル [Torr]，ジュール [J]
b. カロリー [cal]，ニュートン [N]，ワット [W]
c. キログラム [kg]，モル [mol]，秒 [s]
d. リットル [L]，キュリー [Ci]，デシメートル [dm]

解答 c

トル [Torr]，カロリー [cal]，キュリー [Ci] は SI 単位ではない．
1 Torr ≒ 133 Pa，1 cal ≒ 4.2 J，1 Ci = 3.7×10^{10} Bq（ベクレル）．

Check Point

国際単位系（SI 単位系）

　国際単位系（仏：Le Système International d'Unités, SI，英：The International System of Units，略称 SI）とは，メートル法のなかで広く使用されていた MKS 単位系（長さのメートル (m)，質量のキログラム (kg)，時間の秒 (s)）を拡張したもの．7つの基本単位と，これらを組み合わせた組立単位（誘導単位）および接頭語（接頭辞）などからなる．

SI 基本単位の名称と記号

物 理 量	SI 単位の名称	SI 単位の記号
長　　　　さ	メ ー ト ル	m
質　　量	キログラム	kg
時　　　　間	秒	s
電　　　　流	ア ン ペ ア	A
熱力学的温度	ケ ル ビ ン	K
物 質 の 量	モ ー ル	mol
光　　　　度	カ ン デ ラ	cd

特別の名称をもつ SI 組立単位と記号

物 理 量	SI 単位の名称	SI 単位の記号	SI 単位の定義
力	ニ ュ ー ト ン	N	$m\,kg\,s^{-2}$
圧力, 応力	パ ス カ ル	Pa	$m^{-1}\,kg\,s^{-2}\ (=N\,m^{-2})$
エネルギー	ジ ュ ー ル	J	$m^2\,kg\,s^{-2}$
仕 事 率	ワ ッ ト	W	$m^2\,kg\,s^{-3}\ (=J\,s^{-1})$
電　　　　荷	ク ー ロ ン	C	$s\,A$
電 位 差	ボ ル ト	V	$m^2\,kg\,s^{-3}\,A^{-1}\ (=J\,A^{-1}\,s^{-1})$
電 気 抵 抗	オ ー ム	Ω	$m^2\,kg\,s^{-3}\,A^{-2}\ (=V\,A^{-1})$
電 導 度	ジ ー メ ン ス	S	$m^{-2}\,kg^{-1}\,s^3\,A^2\ (=A\,V^{-1}=\Omega^{-1})$
電 気 容 量	フ ァ ラ ッ ド	F	$m^{-2}\,kg^{-1}\,s^4\,A^2\ (=A\,s\,V^{-1})$
磁　　　　束	ウ ェ ー バ ー	Wb	$m^2\,kg\,s^{-2}\,A^{-1}\ (=V\,s)$
インダクタンス	ヘ ン リ ー	H	$m^2\,kg\,s^{-2}\,A^{-2}\ (=V\,A^{-1}\,s)$
磁 束 密 度	テ ス ラ	T	$kg\,s^{-2}\,A^{-1}\ (=V\,s\,m^{-2})$
光　　　　束	ル ー メ ン	lm	$cd\,sr$
照　　　　度	ル ッ ク ス	lx	$m^{-2}\,cd\,sr$
周 波 数	ヘ ル ツ	Hz	s^{-1}

SI 接 頭 語

大きさ	接　頭　語		記号	大きさ	接　頭　語		記号
10^{-1}	デ　シ	deci	d	10	デ　カ	deca	da
10^{-2}	センチ	centi	c	10^{2}	ヘクト	hecto	h
10^{-3}	ミ　リ	milli	m	10^{3}	キ　ロ	kilo	k
10^{-6}	マイクロ	micro	μ	10^{6}	メ　ガ	mega	M
10^{-9}	ナ　ノ	nano	n	10^{9}	ギ　ガ	giga	G
10^{-12}	ピ　コ	pico	p	10^{12}	テ　ラ	tera	T
10^{-15}	フェムト	femto	f	10^{15}	ペ　タ	peta	P
10^{-18}	ア　ト	atto	a	10^{18}	エクサ	exa	E

セルシウス温度（目盛）

物　理　量	単位の名称	単位記号	単位の定義
セルシウス温度	セルシウス度	℃	$t/℃ = T/K - 273.15$

Column

身の回りの非 SI 単位

ポンド	質量	1 ポンド ≒ 0.45 kg
ヤード	長さ	1 ヤード ≒ 0.91 m
マイル	長さ	1 マイル ≒ 1609 m
アール（a）	面積	1 アール = 100 m²
坪	面積	1 坪 ≒ 3.3 m²
カラット	宝石の質量	1 カラット = 200 mg
オンス	香水などの質量	1（常用）オンス ≒ 28.3 g
バレル	石油などの容量	1 バレル ≒ 159 L
光年	長さ	1 光年 ≒ 9.46×10^{15} m
mmHg	圧力（血圧）	1 mmHg（水銀）= 1 Torr（トル）≒ 133 Pa
ユカワ	長さ（核物理学）	1 ユカワ = 10^{-15} m = 1 fm（フェムトメートル）ノーベル物理学賞受賞者の湯川秀樹博士にちなんで名づけられた．日本人に由来する単位．

1-2 単位の基礎

なお，通常は k（キロ），m（ミリ），μ（マイクロ）などの SI 接頭語は，非 SI 単位には使われない．ただし例外として，キロカロリーやヘクタール（ha，ヘクト・アール，$10000\ m^2$，SI 併用単位扱い）などがある．

演習問題

問1 以下の空欄に適当な単位または数値を入れよ.

1	L	= 10	①

$$1 \quad m = 10 \quad \boxed{②} = 100 \quad \boxed{③} = 1000 \quad \boxed{④}$$
$$= 10^3 \quad \boxed{⑤} = 10^6 \quad \boxed{⑥} = 10^9 \quad \boxed{⑦}$$
$$= 10^{12} \quad \boxed{⑧} = 10^{15} \quad \boxed{⑨} = 10^{18} \quad \boxed{⑩}$$

$$1 \quad mg = \boxed{⑪} \ g = \boxed{⑫} \ \mu g = 10^3 \quad \boxed{⑬}$$
$$1 \quad \mu g = \boxed{⑭} \ ng = \boxed{⑮} \ mg$$
$$10 \quad g = 1 \ \boxed{⑯}$$
$$100 \quad Pa = 1 \ \boxed{⑰}$$
$$1000 \quad m = 10^3 \ m \quad = 1 \ \boxed{⑱}$$
$$10^6 \quad B = 1 \ \boxed{⑲} \quad \text{B:バイト:記録(記憶)容量の単位}$$
$$10^9 \quad B = 1 \ \boxed{⑳}$$

問2 以下の単位を SI 基本単位で記せ.

$$1 \quad N = 1 \ \boxed{①}$$
$$1 \quad J = 1 \ \boxed{②}$$
$$1 \quad Pa = 1 \ \boxed{③} = 1N/m^2$$

問3 以下の空欄に適当な単位または数値を入れよ.

$$1 \quad hr = \boxed{①} \ min$$
$$1 \quad km/hr = 1 \ km \cdot hr^{-1} = 1000 \ \boxed{②} = \boxed{③} \ m/min$$
$$60 \quad hr^{-1} = \boxed{④} \ min^{-1} = \boxed{⑤} \ s^{-1}$$
$$1 \quad L/hr = 1000 \ \boxed{⑥} = \boxed{⑦} \ mL/min$$
$$1 \quad \mu g \cdot hr/mL = \boxed{⑧} \ ng \cdot hr/mL = \boxed{⑨} \ ng \cdot min/mL$$
$$= \boxed{⑩} \ ng \cdot min/L$$
$$1 \quad L/hr/kg = \boxed{⑪} \ mL/hr/kg = \boxed{⑫} \ mL/min/kg$$
$$= \boxed{⑬} \ mL/min \quad \text{体重 60 kg のヒトとする}$$

1-2　単位の基礎　　　　*11*

1　　　　／L　　　= ⑭ /mL

問4　以下の空欄に適当な数値を入れよ．

1　mg/kg　　= ① μg/g

1　mmol/L　= ② μmol/mL = ③ nmol/μL

1　nmol/mL = ④ μmol/L

問5　以下の空欄に適当な単位または数値を入れよ．

1　%　　= 10^{-2}　　　　%：parts per cent（100分の1，百分率）

1　ppm　= ① % = ②

1　%　　= ③ ppm　ppm：parts per million（百万分の1，百万分率）

1　ppb　= ④ ppm = ⑤ % = ⑥

　　　　　　　　　　　ppb：parts per billion（10億分の1，十億分率）

問6　国際単位系（SI）に関する記述について，正しいものはどれか．

　a．国際単位系はSIと呼ばれ，基本単位と組立（誘導）単位で構成されている．

　b．力のSI組立（誘導）単位はニュートンNである．SI基本単位では kg·m·s^{-2} で表す．

　c．圧力のSI組立（誘導）単位はパスカル Pa［N·m^{-2}］であり，1バール bar は 10^6 Pa である．

　d．エネルギー，仕事，熱量のSI組立（誘導）単位はジュールJ［N·m］である．

　e．電気量，電荷のSI組立（誘導）単位はクーロンCである．電圧，電位のSI組立（誘導）単位はボルト V［J·C^{-1}］である．

問7　単位および濃度に関する記述について，正しいものはどれか．

　a．国際単位系（SI）は，基本単位と組立（誘導）単位で構成さ

12

れている.

b. エネルギー，仕事，熱量のSI組立（誘導）単位は，J〔N・m〕である.

c. 1 ppmは，1 g中に 1×10^{-4} gの成分が含まれていることを表している.

d. 日本薬局方では，溶液の濃度を $(1 \rightarrow 10)$，$(1 \rightarrow 100)$ で示したものは，固形の薬品は1 g，液状の薬品は1 mLを溶媒に溶かして全量をそれぞれ10 mL，100 mLとする割合を示す.

問8 単位に関する記述について，正しいものはどれか.

a. ある温度Tを，摂氏温度（セルシウス温度）と絶対温度（熱力学的温度）とで表す場合，その数値は互いに異なるが，両者の温度目盛りの間隔は同じである.

b. 20℃における純水の密度はおよそ1 g/cm^{3}である.

c. ppm単位は，parts per millionの略で，次元のない単位である.

d. 0.1 M亜硝酸ナトリウム（分子量：69）液の濃度は，0.69 w/v%と表示できる.

問9 製剤でよく使われる次のもののSI組立単位を記せ.

a. 質量　b. 圧力　c. 粘度　d. 密度　e. 質量百万分率

問10 単位に関する記述について，正しいものはどれか.

a. ある温度を，摂氏温度（セルシウス温度）の t〔℃〕と絶対温度（熱力学的温度）の T〔K〕とで表す場合，$T = t + 273.15$ の関係がある.

b. ppbとはparts per billionの略であり，1億分率という.

c. mmHgは血圧のSI単位である.

d. 日本薬局方では，動粘度の単位として $m^2 \cdot s^{-1}$ を用いる.

1-3 有効数字

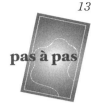

問題 1

0.0120 で表される数値について有効数字の桁数はどれか.
① 1桁　　② 2桁　　③ 3桁　　④ 4桁　　⑤ 5桁

解答　3（99004）

Check Point

測定結果などの数字は，"確からしい桁数＋誤差を含む最後の1桁" によって記されており，これを有効数字（桁数）という. 有効数字は以下のように定義される.

① 0ではない数字に挟まれた0は有効である. 例えば，102.1の有効数字4桁である.
② 0ではない数字より前に0がある場合，その0は有効ではない. 例えば，0.0384は有効数字3桁である.
③ 小数点より右にある0は有効である. 例えば，22.0000は有効数字6桁である.

小数点がない数の最後にある0については，有効であるとも有効でないとも受け取れる. 例えば，「1000」の有効数字は1桁から4桁のどれとでも受け取れるため，有効数字を明らかにするためには 1×10^3（有効数字1桁）あるいは 1.0×10^3（有効数字2桁）などの表記が好ましい.

14

　数値をさらに計算に用いると最終桁の誤差が伝搬することから，どこまでが有効数字なのかを留意する必要がある．例えば，有効数字が小数点以下1桁の数字と3桁の数字の加算では，結果は小数点以下1桁までが有効数字となる．有効数字3桁の数字と2桁の数字の乗算では有効数字は2桁である．つまりこれらの数字の加減乗除計算においては，いずれも少ない方の有効数字桁数が結果の有効数字桁数となる．

```
        1 2 . 3
    + )  4 2 . 5 6 7
    ─────────────────
        5 4 . 8 6 7
    ⇒   5 4 . 9
```

```
        1 2 . 3
    × )    4 . 5
    ─────────────
          6 1 5
        4 9 2
    ─────────────
        5 5 . 3 5
    ⇒   5 5
```

小数点以下1桁+3桁=1桁　　　　　　　　　　　　　3桁×2桁=2桁

有効桁数の異なる数字の加減乗除の例

1-3 有効数字

演習問題

問1 次の数字の有効数字の桁数を示せ.

① 0.123　　② 1.23　　③ 1.230　　④ 1.023

問2 有効数字の桁数を考慮して，次の計算結果を示せ.

① 64.2 + 80.00　　② 987.2 × 0.60　　③　821.1 ÷ 11

④ 1.20 × 10^6 + 6.1 × 10^5

1-4 分子量と溶液の濃度

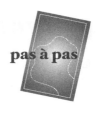

問題 1

D-マンニトール(分子量:182.17)の 4 mmol/L の溶液 3 L を調製するために,D-マンニトールはどのくらい(g)必要か.

解答 2.2 g

4 [mmol/L] = 0.004 [mol/L] だから,$182.17 \times 0.004 \times 3 \fallingdotseq 2.2$ g

問題 2

セフミノクス(分子量:519.57)の 20 mg/L の溶液 200 mL を調製するために,セフミノクスナトリウム 7 水和物(分子量:667.66)はどのくらい(mg)必要か.

解答 5.1 mg

セフミノクスは $20 \times \dfrac{200}{1000} = 4$ mg 必要.

これはセフミノクスナトリウム 7 水和物の $4 \times \dfrac{667.66}{519.57} \fallingdotseq 5.1$ mg に相当する.

1-4 分子量と溶液の濃度

Check Point

溶液の濃度とその定義
(1) 重量％　溶液 100 g に溶解している溶質の質量（g）. w/w％
(2) 重量対容量％　溶液 100 mL に溶解している溶質の質量（g）. w/v％
(3) モル濃度　溶液 1 L に溶解している溶質のモル数. mol/L
(4) 重量モル濃度　溶媒 1 kg に溶解している溶質のモル数. mol/kg
(5) 規定度　溶液 1 L に溶解している溶質のグラム当量数. N

Column

規定度
　塩酸 1 分子は解離して 1 個の水素イオンを放出するから 1 mol/L の塩酸の規定度は 1 N であるが，硫酸 1 分子は 2 個の水素イオンを放出するから 1 mol/L の硫酸の規定度は 2 N である. 硫酸 1 N はモル濃度では 0.5 mol/L である. 強酸においては同じ規定度であればその溶液に含まれる水素イオン濃度は等しいので，酸の種類に関わらず pH は同じである. このように規定度は酸や塩基の水溶液中の水素イオン濃度を比較する場合には重要な概念であり，様々な研究の現場ではいまなお活用されている.

18

演習問題

問 1　オセルタミビル（分子量：312.41）は 1 カプセル中にオセルタミ
ビルリン酸塩（分子量：410.40）として 98.5 mg 含まれている.
これはオセルタミビルとしては何 mg に相当するか.

問 2　NaCl と NaBr のみからなる試料 219.9 mg の溶液に過剰量の
AgNO₃ 溶液を加え，AgCl と AgBr の沈殿混合物 474.4 mg を得
た.　もとの試料に含まれる NaCl と NaBr の含量（mg）をそれぞ
れ求めよ.　ただし，分子量は AgCl：143.3，AgBr：187.8，
NaCl：58.5，NaBr：102.9 とし，AgCl と AgBr の水への溶解度は
無視できるものとする.

問 3　1.0 mol/L の塩化ナトリウム溶液（原液）がある.　水を加えて 0.9
w/v％ の塩化ナトリウム溶液 100 mL の調製にはどのくらいの原
液の量（mL）が必要か.　ただし，ナトリウムと塩素の原子量は
それぞれ 23.0 と 35.5 とする.

問 4　次の記述のうち，正しいものは○を，間違っているものは×をつ
けよ.

a.　0.9％ NaCl 水溶液の浸透圧は，0.9％ブドウ糖水溶液の浸透
圧よりも高い.

b.　0.9％ NaCl 水溶液の水蒸気圧は，0.9％ブドウ糖水溶液の水
蒸気圧よりも高い.

c.　0.9％ NaCl 水溶液の凝固点降下度は，0.9％ブドウ糖水溶液
の凝固点降下度よりも大きい.

d.　質量百分率が同じであれば，NaCl 水溶液の屈折率とブドウ
糖水溶液の屈折率は等しい.

1-4 分子量と溶液の濃度　　*19*

問 5 濃塩酸の重量％は 35％であり，その比重は 1.2 である．HCl の分子量を 36.5 として以下の設問に答えよ

① この塩酸の規定度を求めよ．

② 水にこの濃塩酸を加えて 1 N の塩酸を 1 L 調製するとき，必要な濃塩酸の容量（mL）を求めよ．

問 6 次式のように物質 A と B が反応して C と D を生成する平衡反応において，

A + B $\rightleftarrows$ C + D

平衡定数は $K = \dfrac{[C][D]}{[A][B]}$ で表され，1.0 であるとする．A の 0.20 mol，B の 0.50 mol を水 1 L に溶解させて反応させ平衡に達したとき，A，B，C，D それぞれの濃度（mol/L）を求めよ．

問 7 サルブタモール（分子量：239.3）の 0.2 mmol/L の溶液 300 mL を調製したい．サルブタモール硫酸塩はどのくらいの量（mg）が必要か．ただし，サルブタモール硫酸塩は下記の構造式で表され，サルブタモール硫酸塩（分子量：576.7）1 mol から 2 mol のサルブタモールが生成するものとする．

問 8 濃硫酸の重量％は 96％であり，その比重は 1.8 である．H_2SO_4 の分子量を 98 として以下の設問に答えよ．

① この濃硫酸の規定度を求めよ．

② この濃硫酸 10 mL から濃度 10％の硫酸を調製するとき，ど

のくらいの重量（g）の水が必要か.

問9 トリスヒドロキシメチルアミノメタン（略称：Tris, 分子量：121.14）を 48.5 g 秤量し, 水を加えて正確に 1 L とした. このストック溶液を 100 mL とり, 水を加えて 4 L とした. 最終の Tris 溶液のモル濃度（mol/L）を求めよ.

問10 日本薬局方の一般試験法には, 希硫酸の調製法として「硫酸（96%, 比重 1.84, 分子量：98）5.7 mL を水 10 mL に加え, 冷後, 水を加えて 100 mL にする.」と記載されている. この希硫酸の質量百分率（w/w%）, 質量容量百分率（w/v%）およびモル濃度（mol/L）を算出せよ.

1-5 弱電解質の pH

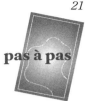

問題 1

酢酸の電離定数は $K = \dfrac{[\mathrm{CH_3COO^-}][\mathrm{H^+}]}{[\mathrm{CH_3COOH}]}$ で表され，25℃では 1.8×10^{-5} である．0.2 mol/L の酢酸水溶液の示す pH を求めよ．ただし，$\log 2 = 0.30$，$\log 3 = 0.48$ とする．

解答 pH 2.7
$[\mathrm{H^+}] = x$ (mol/L) とすると $[\mathrm{CH_3COO^-}] = [\mathrm{H^+}] = x$ (mol/L)，
$[\mathrm{CH_3COOH}] = 0.2 - x$ (mol/L)

	$\mathrm{CH_3COOH}$	$\rightleftarrows$	$\mathrm{CH_3COO^-} + \mathrm{H^+}$
反応前	0.2		0 0
反応後	$0.2 - x$		x x

$$K = \frac{[\mathrm{CH_3COO^-}][\mathrm{H^+}]}{[\mathrm{CH_3COOH}]} = \frac{x^2}{0.2 - x} = 1.8 \times 10^{-5}$$

ここで酢酸の電離度は濃度に対して十分に小さい（$0.2 \gg x$）ので無視できるものとすると，
$[\mathrm{CH_3COOH}] = 0.2 - x \fallingdotseq 0.2$ (mol/L)

よって $K \fallingdotseq \dfrac{x^2}{0.2} = 1.8 \times 10^{-5}$

$x^2 = 1.8 \times 0.2 \times 10^{-5} = 0.36 \times 10^{-5} = [H^+]^2$

$\log [H^+] = \dfrac{1}{2} \log (0.36 \times 10^{-5})$

ここで, $\log 0.36 = \log \dfrac{36}{100} = \log \left(2^2 \times \dfrac{3^2}{100} \right) = 2 \log 2 + 2 \log 3 - 2$

$= 0.60 + 0.96 - 2 = -0.44$

$\log 10^{-5} = -5$

よって, $\log [H^+] = \dfrac{1}{2} (-0.44 - 5) = -2.72$

$pH = -\log [H^+] = 2.72 \fallingdotseq 2.7$

Check Point

弱酸の電離定数は $K = \dfrac{[A^-][H^+]}{[AH]}$

電離度は濃度に対して十分に小さいので無視できるものとして計算を進める.

1-5 弱電解質の pH

23

演習問題

問1 水素イオン濃度が 4×10^{-5} mol/L である溶液の水酸化物イオン [OH$^-$] 濃度および pH を求めよ．ただし，$\log 2 = 0.30$ とする．

問2 酢酸の電離定数 K は $K = \dfrac{[CH_3COO^-][H^+]}{[CH_3COOH]}$ で表され，25℃では 1.8×10^{-5} である．ある酢酸水溶液の電離度が 0.002 であったときの酢酸の濃度 (mol/L) および pH を求めよ．ただし，$\log 3 = 0.48$ とする．

問3 0.1 mol/L のアンモニア水溶液の pH はどのくらいか．ただし，アンモニアの $K_b = 1.80 \times 10^{-5}$，また $\log 2 = 0.30$，$\log 3 = 0.48$ とする．

問4 0.05 mol/L の硫化水素水溶液の pH を求めよ．ただし，硫化水素 H_2S の電離定数は $K = 1 \times 10^{-7}$ とする．ただし，$\log 5 = 0.70$ とする．

問5 酢酸の電離定数 K は $K = \dfrac{[CH_3COO^-][H^+]}{[CH_3COOH]}$ で表され，25℃では 1.8×10^{-5} である．0.1 mol/L の酢酸水溶液の pH を求めよ．ただし，$\log 2 = 0.30$，$\log 3 = 0.48$ とする．

1-6 弱電解質の電離平衡

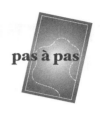

問題 1

0.05 mol/L の酢酸水溶液と 0.05 mol/L 酢酸ナトリウム水溶液を容積比 1：4 の割合で混合したときに得られる pH の値に最も近いものは次のどれか．ただし，酢酸の pKa = 4.5，また log 2 = 0.30，log 3 = 0.48，log 5 = 0.70，log 7 = 0.85 とする．
① 3.0 ② 4.0 ③ 5.0 ④ 6.0 ⑤ 7.0

解答 pH = pKa + log $\dfrac{\text{Base}}{\text{Acid}}$ = 4.5 + log $\dfrac{4}{1}$ = 4.5 + log 4 = 4.5 + 2 log 2
= 4.5 + 0.6 = 5.1　　したがって③
ヘンダーソン・ハッセルバルヒの式．酸と塩基を同量添加した場合は pH = pKa
添加したのは酸と塩基どっちが多いのか，酸が多ければ pH は pKa よりも酸性に傾く．まず選択肢を絞れ！（80154/86019）

1-6 弱電解質の電離平衡

Check Point

$$pH = pKa + \log \frac{塩基}{酸}$$

ピカ・タス・ログの　酸分の塩基

弱酸性物質では

$$pH = pKa + \log \frac{\overset{塩基}{イオン形}}{\overset{酸}{分子形}}$$

弱塩基物質では

$$pH = pKa + \log \frac{\overset{塩基}{分子形}}{\overset{酸}{イオン形}}$$

26

演習問題

問1 0.05 mol/L の酢酸水溶液と 0.05 mol/L 酢酸ナトリウム水溶液をある容積比で混合したときに得られた pH が 5.5 であったとき，容積比（酢酸水溶液：酢酸ナトリウム水溶液）の値に最も近いものは次のどれか．ただし，酢酸の pKa = 4.5，また log 2 = 0.30，log 3 = 0.48，log 5 = 0.70，log 7 = 0.85 とする．

　①2：1　②1：1　③1：2　④1：5　⑤1：10

問2 ある弱酸の 0.2 mol/L の水溶液とその共役塩基のナトリウム塩の 0.2 mol/L 水溶液を容積比 5：1 で混合したときに得られた pH が 3.0 であったとき，この弱酸の pKa の値はどのくらいか．ただし，log 2 = 0.30，log 3 = 0.48，log 5 = 0.70，log 7 = 0.85 とする．

問3 ある弱塩基（pKa = 8.0）の 0.05 mol/L 水溶液とその共役酸塩化物の 0.05 mol/L 水溶液を容積比 5：1 で混合したときに得られる溶液の pH の値はどのくらいか．ただし，log 2 = 0.30，log 3 = 0.48，log 5 = 0.70，log 7 = 0.85 とする．

問4 ある弱塩基の 0.05 mol/L の水溶液とその共役酸塩化物の 0.05 mol/L 水溶液を容積比 5：1 で混合したときに得られた pH が 8.0 であったとき，この弱塩基の pKa はどのくらいか．ただし，log 2 = 0.30，log 3 = 0.48，log 5 = 0.70，log 7 = 0.85 とする．

問5 ある弱塩基の 0.05 mol/L の水溶液とその共役酸塩化物の 0.05 mol/L 水溶液を容積比 5：1 で混合したときに得られた pH が 9.0 であったとき，この弱塩基の 0.05 mol/L の水溶液とその共役酸塩化物の 0.05 mol/L 水溶液を容積比 1：1 で混合したときに得られる pH はどのくらいか．ただし，log 2 = 0.30，log 3 = 0.48， log 5 = 0.70, log 7 = 0.85 とする.

問 6 ある弱酸の 0.2 mol/L の水溶液とその共役塩基のナトリウム塩の 0.2 mol/L 水溶液を容積比 5：1 で混合したときに得られた pH が 3.0 であったとき，この弱酸水溶液とその共役塩基ナトリウム塩の水溶液を容積比 3：1 で混合したときに得られる pH はどのくらいか. ただし，log 2 = 0.30，log 3 = 0.48，log 5 = 0.70，log 7 = 0.85 とする.

問 7 0.20 mol/L の酢酸水溶液と 0.05 mol/L 酢酸ナトリウム水溶液を容積比 1：4 の割合で混合したときに得られる pH の値はどのくらいか. ただし，酢酸の pKa = 4.5，また log 2 = 0.30，log 3 = 0.48，log 5 = 0.70，log 7 = 0.85 とする.

問 8 次の記述の ［ ］ に入れるべき数値の正しい組合せはどれか. ただし，酢酸の pKa = 4.74 とし，log 2 = 0.30，log 3 = 0.48，log 5 = 0.70，log 7 = 0.85 とする.

A 酢酸と酢酸ナトリウムの各々0.200 mol/L 水溶液を等容量ずつ混合した. 最も近い pH は，［ a ］ である.

B A の溶液 100 mL に 1.00 mol/L 塩酸 1.0 mL を加えた. 最も近い pH は，［ b ］ である.

C A の溶液 100 mL に 1.0 mol/L 水酸化ナトリウム水溶液 2.0 mL を加えたときの最も近い pH は ［ c ］ である.

a. ① 3.74　　② 4.74　　③ 5.74

b. ① 3.65　　② 4.65　　③ 4.83

c. ① 4.56　　② 4.74　　③ 4.92　　④ 5.33

問 9 血漿の pH が 7.4 であるとき，血漿中の HCO_3^- 濃度は，H_2CO_3 の濃度の何倍か. 最も近い値を 1 つ選べ. ただし，H_2CO_3 は，以下

28

の式に従って解離し，その pKa は 6.1 とする．また，$\log_{10} 2 = 0.30$，$\log_{10} 3 = 0.48$ とする．

$$H_2CO_3 \quad \Leftrightarrow \quad H^+ + HCO_3^-$$

① 0.05 　　② 1.3 　　③ 10 　　④ 13 　　⑤ 20

問10 25℃におけるジアゼパム水溶液（20 μg/mL）の注射筒基材への吸着は pH 依存性を示す．pH 3.2 におけるジアゼパムの注射筒基材への吸着が 2.3 μg/mg であった．pH 7.0 における吸着に最も近い値（μg/mg）はどれか．1つ選べ．ただし，ジアゼパムの pKa = 3.5，吸着によるジアゼパムの濃度変化は無視できるものとし，吸着は分子形薬物濃度に比例するものとする．また，log 2 = 0.30，log 3 = 0.48 とする．

① 0.1 　　② 2.0 　　③ 3.5 　　④ 5.5 　　⑤ 7.0

1-7 溶解度と溶解度積

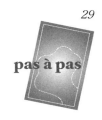

問題 1

ある難溶性塩 MX（分子量 400）は，水中で解離し，次式のような平衡状態にある．
MX（固体）$\rightleftarrows$ M$^+$ + X$^-$
MX は水 5.0 L に最大 1.0 mg 溶解した．その場合の溶解度（mol/L）と溶解度積を算出せよ．

解答 溶解度 0.5×10^{-6} mol/L，溶解度積 0.25×10^{-12}
溶解度積（K_{sp}）とは，難溶性塩の飽和液中における陽イオン濃度と陰イオン濃度の積である．水中で MX $\rightleftarrows$ M$^+$ + X$^-$ の状態で解離する薬物の溶解度積は，溶解度（C_s）の 2 乗で表される．
溶解度 = 0.2 mg/L = 0.0005 mmol/L = 0.5×10^{-6} mol/L
0.5×10^{-6} mol/L の MX が溶解しているということは，M$^+$ および X$^-$ がそれぞれ 0.5×10^{-6} mol/L の濃度で溶解しているということであり，$K_{sp} = [\text{M}^+][\text{X}^-] = C_s^2 = (0.5 \times 10^{-6})^2 = 0.25 \times 10^{-12}$ である．
水中で M$_2$X（固体）$\rightleftarrows$ 2M$^+$ + X^{2-} の状態で解離する薬物の場合は M$_2$X が溶解度 C_s で溶解している状態では，$[\text{M}^+] = 2C_s$，$[\text{X}^-] = C_s$ となるので，K_{sp} は，$K_{sp} = [\text{M}^+][\text{M}^+][\text{X}^-] = [\text{M}^+]^2[\text{X}^-] = (2C_s)^2 \cdot C_s = 4C_s^3$，つまり，$K_{sp}$ は C_s の 3 乗 × 4 で表される（演習問

題1参照）．これはMX_2（固体）$\rightleftarrows M^{2+} + 2X^-$型の化合物でも同様である（演習問題4参照）．

Check Point

溶解度と溶解度積
難溶性物質の溶解度をC_sとすると，溶解度積K_{sp}は
MX型はC_s^2
M_2X型あるいはMX_2型は$4C_s^3$

1-7 溶解度と溶解度積 *31*

演習問題

問 1 ある難溶性塩 M_2X（分子量 100）は，水中で解離し，次式のような平衡状態にある．

M_2X（固体）$\rightleftarrows 2M^+ + X^{2-}$

M_2X は水 5.0 L に最大 1.0 mg 溶解した．その場合の溶解度（mol/L）と溶解度積を算出せよ．

問 2 硫酸バリウム $BaSO_4$（分子量 233.4）の 25℃ における溶解度積が 1.07×10^{-10} であるときの溶解度（mg/L）を求めよ．電卓使用可

問 3 ZnS（分子量 97）の 25℃ における溶解度積が 2.9×10^{-25} であるときの溶解度（mg/L）を求めよ．電卓使用可

問 4 ある難溶性塩 MX_2（分子量 400）は水中で解離し，次式のような平衡状態にある．

MX_2（固体）$\rightleftarrows M^{2+} + 2X^-$

MX_2 は水 2.0 L に最大 2.0 mg 溶解した．その場合の溶解度（mol/L）と溶解度積を算出せよ．

問 5 硫酸バリウムは，$BaSO_4 \rightleftarrows Ba^{2+} + SO_4^{2-}$ という式で表される．溶解度は 10×10^{-6} mol/L である．硫酸バリウムの溶解度積を求めよ．

問 6 ある難溶性塩 AX_3（分子量 150）は水中で以下のように電離する．

$AX_3 \rightleftarrows A^{3+} + 3X^-$

AX_3 は，水 1 L に 1.5 g 溶けたとき，溶解度積を求めよ．

32

問7 ある難溶性塩 MX_2（分子量 100）は，水中で解離し，次式のような平衡状態にある．

MX_2（固体）$\rightleftarrows M^{2+} + 2X^-$

この物質の 25℃ における溶解度積が 10.8×10^{-17} であるときの溶解度（mg/L）を求めよ．

問8 ある難溶性塩 MX_2（分子量 100）は，水中で解離し，次式のような平衡状態にある．

MX_2（固体）$\rightleftarrows M^{2+} + 2X^-$

この物質の 25℃ における溶解度積が 50.0×10^{-20} であるときの溶解度（mg/L）を求めよ．

問9 ある難溶性塩 MX_2（分子量 400）は，水中で解離し，次式のような平衡状態にある．

MX_2（固体）$\rightleftarrows M^{2+} + 2X^-$

この物質の 25℃ における溶解度積が 13.72×10^{-19} であるときの溶解度（mg/L）を求めよ．

問10 上記の例題，問および下記の表を用いて溶解度，溶解度積の問題を作成し，模範解答とともに示せ．

化合物の溶解度積（水，25℃）

AgCl	1.77×10^{-10}
AgI	8.51×10^{-17}
$BaCO_3$	2.58×10^{-9}
$BaSO_4$	1.07×10^{-10}
$CaCO_3$	4.96×10^{-9}
CuS	1.27×10^{-36}
$Fe(OH)_2$	4.87×10^{-17}
$Fe(OH)_3$	2.64×10^{-39}

FeS	1.59×10^{-19}
Mg(OH)$_2$	5.61×10^{-12}
Ni(OH)$_2$	5.47×10^{-16}
PbCl$_2$	1.17×10^{-5}
Pb(OH)$_2$	1.42×10^{-20}
PbS	9.04×10^{-29}
ZnS	2.9×10^{-25}

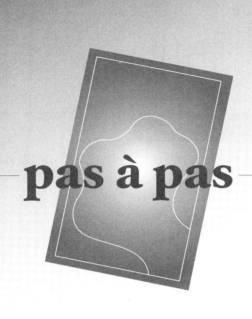

第2章

粉　　体

2-1 粉体の計測

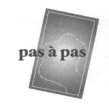

問題 1

下記に示した粒子で，1から3に相当する粒子径の名称を何というか．

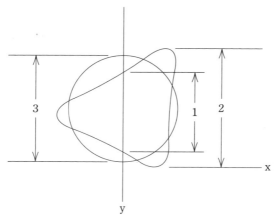

解答
1. マーチン (Martin) 径
2. フェレー (Feret) 径, またはグリーン (Green) 径
3. ヘイウッド (Heywood) 径

解説

測定可能な最小の粒子を**一次粒子**，一次粒子が集合・凝集したものを**二次粒子**という．粉体の性質は，粒子の集まりから粒子径やその分布，表面積を測定して示す．粒子径は実際の粒子を平面上に投影し，得られた2次元的な形状から評価する．

問題2

表の空欄に当てはまる数字を記入せよ.

粒度範囲 μm	平均粒度 d (μm)	個数 n	粒度範囲の 個数頻度%	累積頻度% (個数)	質量換算 nd^3	質量頻度 %	累積頻度% (質量)
0.5-1.5	1	2	( )	( )	( )	( )	( )
1.5-2.5	2	8	( )	( )	( )	( )	( )
2.5-3.5	3	4	( )	( )	( )	( )	( )
3.5-4.5	4	4	( )	( )	( )	( )	( )
4.5-5.5	5	2	( )	( )	( )	( )	( )

個数合計 　　　　　　　質量換算合計

解答

粒度範囲 μm	平均粒度 d (μm)	個数 n	粒度範囲の 個数頻度%	累積頻度% (個数)	質量換算 nd^3	質量頻度 %	累積頻度% (質量)
0.5-1.5	1	2	10	10	2	0.3	0.3
1.5-2.5	2	8	40	50	64	9.4	9.7
2.5-3.5	3	4	20	70	108	15.9	25.6
3.5-4.5	4	4	20	90	256	37.6	63.2
4.5-5.5	5	2	10	100	250	36.8	100

個数合計 20 　　　　　質量換算合計 680

解説

　粒度分布には,粒子サイズごとに頻度をプロットした**頻度分布**と累積頻度をプロットした**累積頻度分布**がある.頻度分布で頻度が最大の粒子径を**モード**,累積頻度が50%に相当する粒子径を**メジアン**という.粒度分布は何の頻度をプロットするかで分布が異なる.対象となるのは粒子の個数(n)やそれを重量(体積:nd^3)換算したもので,重量分布の方が分布の山が右(粒子径が大きい方)へずれる.頻度分布(個数 or

質量),累積頻度分布(個数 or 質量)をグラフにすると以下のようになる.モードやメジアンは何の分布をプロットしたかによって異なることがわかる.

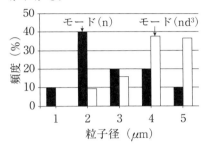
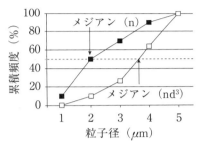

問題3

直径 d_i（cm, i = 1〜k）の球形粒子が n_i（i = 1〜k）個存在する粉体1gがある．密度 ρ（g/cm³）としたとき，① 球形粒子iの表面積を求めよ．② 球形粒子iの体積を求めよ．③ 粒子径をd，体面積平均径 $D_3 = \dfrac{\Sigma(nd^3)}{\Sigma(nd^2)}$ としたとき，粉体の比表面積 S_w（cm²/g）を D_3 を用いて表せ．

Check Point

平均粒子径は定義で値が異なる．モードやメジアンなど，ある粉体の粒度分布を代表する粒子径を**平均粒子径**という．

- ・モード　　　　分布の最大値
- ・メジアン　　　分布の中心（50%）値

- ・D_1　長さ平均径：$\dfrac{\Sigma(nd)}{\Sigma n}$ *

- ・D_2　面積長さ平均径：$\dfrac{\Sigma(nd^2)}{\Sigma(nd)}$

- ・D_3　体面積平均径：$\dfrac{\Sigma(nd^3)}{\Sigma(nd^2)}$　　　D_3 は比表面積（S_w）に反比例

- ・D_4　質量平均径：$\dfrac{\Sigma(nd^4)}{\Sigma(nd^3)}$

- ・D_s　面積（数）平均径：$\sqrt{\dfrac{\Sigma(nd^2)}{\Sigma n}}$

- ・D_v　体積（数）平均径：$\sqrt[3]{\dfrac{\Sigma(nd^3)}{\Sigma n}}$　　D_v は全粒子数 N（= Σn）の3乗根に反比例

*Σn は粒子の全個数を足し合わせたもの，$\Sigma(nd)$ は粒度dとその粒子の個数nを掛け合わせ，それを全粒度の粒子について足し合わせたもの．

解答

①球形粒子 i の表面積 $S_i = \pi d_i^2$

②球形粒子 i の体積 $V_i = \dfrac{1}{6} \pi d_i^3$

③粉体の比表面積 $S_w = \dfrac{6}{\rho D_3}$

解説

球形粒子 i の表面積：$S_i = 4\pi \left(\dfrac{d_i}{2}\right)^2 = \pi d_i^2$

球形粒子 i の体積：$V_i = \dfrac{4}{3} \pi \left(\dfrac{d_i}{2}\right)^3 = \dfrac{1}{6} \pi d_i^3$

表面積の総和：$\displaystyle\sum_{i=1}^{k} n_i S_i = n_1 \pi d_1^2 + n_2 \pi d_2^2 + \cdots + n_k \pi d_k^2 = \pi \sum_{i=1}^{k} n_i d_i^2$

体積の総和：$\displaystyle\sum_{i=1}^{k} n_i V_i = n_1 \dfrac{1}{6} \pi d_1^3 + n_2 \dfrac{1}{6} \pi d_2^3 + \cdots + n_k \dfrac{1}{6} \pi d_k^3 = \dfrac{\pi}{6} \sum_{i=1}^{k} n_i d_i^3$

比表面積：$\dfrac{\displaystyle\sum_{i=1}^{k} n_i S_i}{\rho \displaystyle\sum_{i=1}^{k} n_i V_i} = \dfrac{6}{\rho} \dfrac{\displaystyle\sum_{i=1}^{k} n_i d_i^2}{\displaystyle\sum_{i=1}^{k} n_i d_i^3} = \dfrac{6}{\rho D_3}$

42

問題4

以下に挙げた粒子径測定法のうち，比表面積を求めることで粒子径の評価が可能な方法はどれか．

沈降法，空気透過法，ガス吸着法，ふるいわけ法，
顕微鏡法，コールターカウンター法

解答 空気透過法，ガス吸着法

解説

・ふるいわけ法：ふるい番号×（ふるいの目開き＋針金の直径）＝ 1 インチ （2.54 cm）

・コールターカウンター法：溶媒に分散した粒子が電圧のかかった細孔を通過すると，細孔内の抵抗が変化しその値が粒子体積に比例する．これにより，粒子数や粒子径を測定できる．

・空気透過法：粉体層を流体が透過する際の，流体の透過速度と比表面積の関係を示す式：コゼニー–カーマン（Kozeny-Carman）の式から比表面積を求める．

・ガス吸着法：ラングミュアー（Langmuir）の単分子層吸着式，あるいは多分子層吸着（BET）式から吸着した気体の体積 V_m を求め，この値を次の式に代入して求める．

$$S_w = s\,\frac{V_m}{22400} \times 6.02 \times 10^{23}$$

s：吸着分子 1 個が覆う面積 例 N_2：16.2Å^{2*}

V_m：吸着した気体の体積（mL，0℃，1 atm）

*1Å ＝ 0.1 nm

問題5

ラングミュアーの吸着等温式は以下の式で表される．吸着量（v）と圧力（P）の関係を図示せよ．

$$v = \frac{V_m aP}{(1 + aP)}$$

ただし，V_m：吸着した気体の体積（mL，0℃，1 atm），aは定数とする．

解答

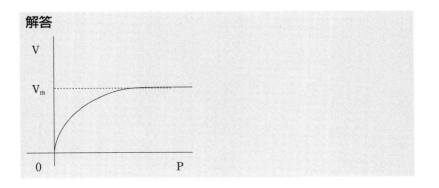

解説

ラングミュアーの吸着等温式は以下の式にも変形が可能で，そうすることで直線の傾きから V_m が求められる．

$$\frac{P}{V} = \frac{1}{V_m a} + \frac{P}{V_m}$$

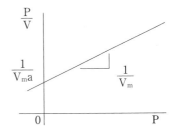

ちなみに，多分子層吸着式のグラフは以下のように表される．傾きが平坦になるまでの部分は単分子層吸着に相当する部分で，その後多分子層吸着が起こる．

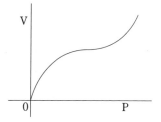

問題6

① 沈降する粒子は重力（mg）に加え，浮力（m'g）と摩擦抵抗力（R）を受ける．今，粒子が等速で沈降する場合，この粒子の運動方程式を書け．ただし，沈降加速度：$\dfrac{dv}{dt}$，粒子の質量：m，粒子で置換された流体の質量：m'，重力加速度：gとする．
② 粒子が球形で平均粒子径をD，粒子および流体の密度をそれぞれρおよびρ_0とする．mとm'をDとρまたはρ_0を用いた式で表せ．
③ 等速度沈降すると仮定し，ストークス（Stokes）の式（v＝の形で）を導け．ただし，摩擦抵抗力：R＝$3\pi\eta vD$，流体の粘度：ηとする．

解答

① $m\dfrac{dv}{dt} = mg - m'g - R = 0$

② $m = \dfrac{1}{6}\pi D^3 \rho$, $m' = \dfrac{1}{6}\pi D^3 \rho_0$

③ ②と R＝$3\pi\eta vD$ を①式に代入すると

$\dfrac{1}{6}\pi D^3 \rho g - \dfrac{1}{6}\pi D^3 \rho_0 g - 3\pi\eta vD = 0$

式を整理して，$v = \dfrac{(\rho - \rho_0)gD^2}{18\eta}$

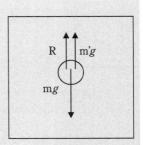

解説

沈降試験でストークスの式が成立する条件としては，粒子が球形である，等速度沈降している，粒子間相互作用がない，粒子は水に不溶である，動粘性率（レイノルズ数）が低い，ことなどが挙げられる．測定には，アンドレアゼンピペットや沈降天秤を用い，全粒子を水面上に添加して試験を開始する一斉沈降法や粒子を一度均一に懸濁してから試験を開始する分散沈降法によって計測する．

Check Point

・沈降速度は，粒子径の2乗に比例，溶液の粘度に反比例する．
・粒子径は，沈降時間の平方根に反比例する．

時間 t の間に沈降する距離を h とすると，

$$v = \frac{h}{t} = \frac{(\rho - \rho_0)\, gD^2}{18\eta}$$

$$t = \frac{18\eta h}{(\rho - \rho_0)\, gD^2} \quad \text{あるいは} \quad D = \sqrt{\frac{18\eta h}{(\rho - \rho_0)\, g}} \sqrt{\frac{1}{t}}$$

問題7

小粒子および大粒子の2種の粉体の混合物の懸濁液を調製した．沈降天秤を用いて分散法による沈降試験を行い，図に示す測定結果を得た．① 混合物中の小粒子：大粒子の質量比を求めよ．② 小粒子の粒子径を d としたとき，大粒子の粒子径を d を用いて示せ．

解答

① 小粒子：大粒子 = 3：1
② $\sqrt{3}\,d$

(81168)

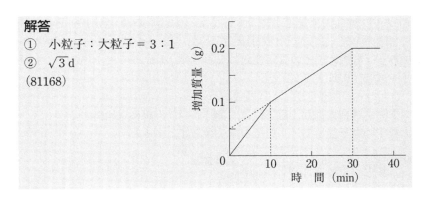

解説

0〜10分：大粒子と小粒子が沈降：傾きは小粒子と大粒子の質量変化を示す．

10〜30分：小粒子のみが沈降：傾きは小粒子のみの質量変化を示す．

30分〜：すべての粒子の沈降が終了，したがって全粒子質量は 0.2 g．

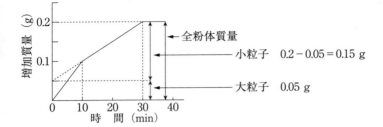

10～30分のグラフの直線を0分にまで延ばして縦軸と交わった質量（0.05 g）から質量変化が終了するまで（0.2 g）の変化が小粒子の全量に相当する．よって小粒子の質量は，0.2 − 0.05 = 0.15 g．残りの0.05 gは当然大粒子の質量変化によるもの．したがって，小粒子：大粒子 = 0.15 : 0.05 = 3 : 1

ストークスの式より，粒子径は沈降時間の平方根に反比例する．
大粒子の粒子径をD，小粒子の粒子径をdとすると，

$$D = \frac{A}{\sqrt{10}} \qquad d = \frac{A}{\sqrt{30}} \qquad Aは定数$$

$$\frac{D}{d} = \sqrt{\frac{30}{10}}$$

よって，$D = \sqrt{3}\,d$

問題8

大，小2種の粒子径を有する同一物質の混合粉体について，アンドレアゼンピペットを用いて分散沈降法による粒度測定を行った．図に示すように，一定の深さにおける分散粒子の濃度（懸濁液濃度）は，ある時間まで初濃度のままであったが，その後大きく変化し，やがて0となった．なお，粒子はすべてストークスの式に従い沈降したものとする．① 混合物中の小粒子：大粒子の質量比を求めよ．② 小粒子の粒子径をdとしたとき，大粒子の粒子径をdを用いて示せ．

解答
① 小粒子：大粒子 = 1：2
② $\sqrt{2}\,d$
（86016）

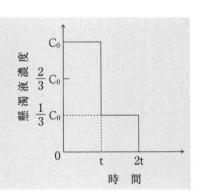

解説

$0-t$：大粒子 + 小粒子の濃度

$t-2t$：小粒子の濃度 = $\dfrac{1}{3}C_0$

よって，大粒子：小粒子 $= \dfrac{2}{3} C_0 : \dfrac{1}{3} C_0 = 2 : 1$

大粒子の粒子径を D，小粒子の粒子径を d，A を定数とすると，

$$D = \dfrac{A}{\sqrt{t}} \qquad d = \dfrac{A}{\sqrt{2t}}$$

$$\dfrac{D}{d} = \sqrt{2}$$

2-1 粉体の計測

演習問題

問1 1辺の長さが1cmの立方体の1辺を下記に示した長さに細分化した際の全粒子数と全表面積を求めよ.

辺の長さ	全粒子数（個）	全表面積（cm^2）
1 cm	1	6
1 mm	10^3	60
1 μm	①	②
0.1 μm（100 nm）	③	④
0.001 μm（1 nm）	⑤	⑥

Column

　粒子径を小さくすることで表面積が大きくなり，それにより反応速度を増加させることができる．消化管や粘膜からの薬物の吸収に関しては，膜表面の凸凹構造により表面積を増大させることで効率の良い吸収が可能となる．小腸粘膜の総面積は約200 m^{2}といわれている．ちなみに，たたみ2畳は3.3 m^2，テニスコート1面は約200 m^2，東京ドームは約47000 m^{2}の広さをもつ.

問2 1辺 d_i（cm, i = 1～k）の立方体粒子が n_i（i = 1～k）個存在する粉体1 gがある．密度 ρ（g/cm^3），全粒子数を N（ = Σn）としたとき，N を D_v を用いて表せ．ただし，$D_v = \sqrt[3]{\dfrac{\Sigma(nd^3)}{\Sigma n}}$ とする．

問3 1辺 d_i（cm, i = 1～k）の立方体粒子が n_i（i = 1～k）個存在する粉体1 gがある．密度 ρ（g/cm^3）としたとき，S_w（cm^2/g）を D_3 を用いて表せ．ただし，$D_3 = \dfrac{\Sigma(nd_3)}{\Sigma(nd_2)}$ とする．

問4 ① 直径 d_i（cm, i = 1～k）の球形粒子が n_i（i = 1～k）個存在す

る粉体 1 g がある．密度 ρ（g/cm^3），全粒子数を N（= Σn）とし

たとき，N を D_v を用いて表せ．ただし，$D_v = \sqrt[3]{\dfrac{\Sigma(nd^3)}{\Sigma n}}$ とする．

② 体積平均径が 10 μm の粉末 1 g あたりの粒子数はいくつか．
ただし，粉体の密度は，1.91 g/cm^3，粒子は球形と仮定する．

問 5 ある粉体試料についての窒素ガス吸着実験の結果，窒素ガスの単
分子層吸着量は 10 mL/g（標準状態）であった．この粉体試料の
比表面積（m^2/g）を求めよ．ただし，アボガドロ数を 6.0 ×
10^{23}，窒素ガス分子の分子断面積を 1.6 × 10^{-19} m^2 とする．

問 6 球状の医薬品懸濁粒子は溶媒中を次式で表される速度で沈降す
る．次の記述のうち正しいのはどれか．ただし，設問中のパラメ
ータ以外は変化しないものとする．

$$V_s = \frac{2r^2(\rho_p - \rho_f)g}{9\eta}$$

V_s：沈降速度（m/s），r：粒子の半径（m），ρ_p：粒子密度（kg/
m^3），ρ_f：溶媒の密度（kg/m^3），g：重力加速度（m/s^2），η：溶媒
の粘度（Pa・s）
1. 本式は，等加速度沈降している場合に成立する．
2. 粒子径が 1/3 倍になれば粒子の沈降速度は 1/9 倍になる．
3. 溶媒の粘度が上昇すれば粒子の沈降速度は増大する．
4. 粒子密度が小さくなれば粒子の沈降速度は低下する．

問 7 医薬品の懸濁剤を調製したところ，粒子が速やかに沈降して使用
しにくかった．そこで，沈降速度を調整するため，医薬品粉末の

粒子径を $\dfrac{1}{4}$ の大きさとし，分散媒を粘度が 1.5 倍で密度が同一の

液体に変更した．このとき，沈降に要する時間はもとの何倍にな

るか．ただし，医薬品は同一粒径の球形粒子からなり，分散媒には溶解しない．また，粒子の沈降過程はストークスの式に従うものとする．

問 8 小粒子および大粒子の 2 種の粉体の混合物の懸濁液を調製した．沈降天秤を用いて分散法による沈降試験を行い，図に示す測定結果を得た．混合物中の小粒子：大粒子の重量比はどのくらいか，また小粒子の粒子径を d とすると，大粒子（D）の粒子径はどのように表せるか．

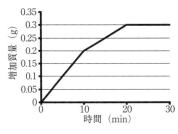

問 9 小粒子および大粒子の 2 種の粉体の混合物の懸濁液を調製した．沈降天秤を用いて分散法による沈降試験を行い，図に示す測定結果を得た．混合物中の小粒子：大粒子の質量比はどのくらいか，また小粒子の粒子径を d とすると，大粒子（D）の粒子径はどのように表せるか．

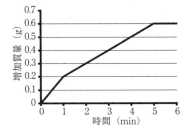

問 10 小粒子および大粒子の 2 種の粉体の混合物の懸濁液を調製した．沈降天秤を用いて分散法による沈降試験を行い，図に示す測定結果を得た．混合物中の小粒子：大粒子の質量比はどのくらいか，また小粒子の粒子径を

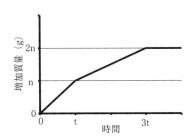

dとすると，大粒子 (D) の粒子径はどのように表せるか．

問11 問題7や上記の演習問題をもとに，複数の粒子が混合する懸濁液を沈降天秤を用いて分散法による粒度測定を行った際の，各粒子の質量比や粒子径を問う問題を作成し解答とともに示せ．

問12 大，小2種の粒子径を有する同一物質の混合粉体について，アンドレアゼンピペットを用いて分散沈降法による粒度測定を行った．図に示すように，一定の深さにおける分散粒子の濃度（懸濁液濃度）は，ある時間ま

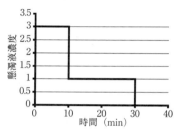

で初濃度のままであったが，その後大きく変化し，やがて0となった．なお，粒子はすべて，ストークスの式に従い沈降したものとする．混合物中の小粒子：大粒子の質量比はどのくらいか，また小粒子の粒子径をdとすると，大粒子 (D) の粒子径はどのように表せるか．

問13 大，小2種の粒子径を有する同一物質の混合粉体について，アンドレアゼンピペットを用いて分散沈降法による粒度測定を行った．図に示すように，一定の深さにおける分散粒子の濃度（懸濁液濃度）は，ある時間ま

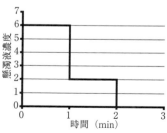

で初濃度のままであったが，その後大きく変化し，やがて0となった．なお，粒子はすべて，ストークスの式に従い沈降したものとする．混合物中の小粒子：大粒子の質量比はどのくらいか，ま

た小粒子の粒子径をdとすると，大粒子（D）の粒子径はどのように表せるか．

問 14 大，小 2 種の粒子径を有する同一物質の混合粉体について，アンドレアゼンピペットを用いて分散沈降法による粒度測定を行った．図に示すように，一定の深さにおける分散粒子の濃度（懸濁液濃度）は，ある時間ま

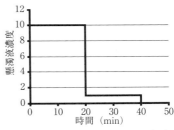

で初濃度のままであったが，その後大きく変化し，やがて 0 となった．なお，粒子はすべて，ストークスの式に従い沈降したものとする．混合物中の小粒子：大粒子の質量比はどのくらいか，また小粒子の粒子径を d とすると，大粒子（D）の粒子径はどのように表せるか．

問 15 大，中，小 3 種の粒子径を有する同一物質の混合粉体について，アンドレアゼンピペットを用いて分散沈降法による粒度測定を行った．図に示すように，一定の深さにおける分散粒子の濃度（懸濁液濃度）は，ある時

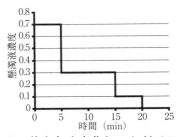

間まで初濃度のままであったが，その後大きく変化し，やがて 0 となった．なお，粒子はすべて，ストークスの式に従い沈降したものとする．混合物中の小粒子：中粒子：大粒子の質量比はどのくらいか，また小粒子の粒子径を d とすると，大粒子（$D_{大}$），中粒子の粒子径（$D_{中}$）はどのように表せるか．

問 16 問題 8 や上記の演習問題をもとに，複数の粒子が混合する懸濁液をアンドレアゼンピペットを用いて分散沈降法による粒度測定を行った際の，各粒子の質量比や粒子径を問う問題を作成し解答とともに示せ．

Check Point

粉体の計測に出てくる基礎用語

マーチン径　　フェレー（グリーン）径　　ヘイウッド径　　モード
メジアン　　ふるいわけ法　　顕微鏡法　　コールターカウンター法
沈降法　　ストークスの式　　空気透過法　　コゼニー-カーマンの式
ガス吸着法　　ラングミュアーの吸着等温式　　BET 式

2-2 粉体の性質

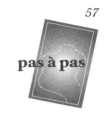

問題 1

粉体の流動性に関する以下の説明でカッコ（　）に「大きい」または「小さい」を記入して文を完成せよ．

・安息角の大きい医薬品粉体ほどその付着性は（①）．
・医薬品粉体を細粒状に製した場合，安息角はもとの粉体よりも（②）．
・みかけの密度の大きい医薬品粉体ほど，その安息角は（③）．
・流動性の良い粉体は，安息角が（④）．

解答
① 大きい
② 小さい
③ 小さい
④ 小さい

解説

粉体の流動性は粒子の大きさが大きいほど大きく，反対に付着性は小さくなる．そのため容器にも詰まりやすくみかけの密度は大きくなる．流動性が大きいものほど安息角が小さい．粉体の流動性は，ステアリン

酸マグネシウムのような滑沢剤を添加すると良くなるが，添加量には最適値がある．一般に粒子径が小さくなると流動性が悪くなるが，さらに粒子径の小さい粉体では凝集塊を形成し，みかけの粒子径が大きくなるために, 逆に流動性が良くなることがある．粒子の形状が球形からはずれて不規則になるほど流動性が悪くなり空隙率が増大する．

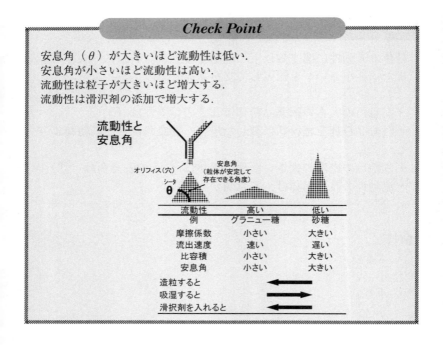

Check Point

安息角（θ）が大きいほど流動性は低い．
安息角が小さいほど流動性は高い．
流動性は粒子が大きいほど増大する．
流動性は滑沢剤の添加で増大する．

流動性と安息角

	流動性	高い	低い
	例	グラニュー糖	砂糖
	摩擦係数	小さい	大きい
	流出速度	速い	遅い
	比容積	小さい	大きい
	安息角	小さい	大きい

造粒すると　←
吸湿すると　→
滑択剤を入れると　←

2-2 粉体の性質

Column

　粉体の流動性は，固形製剤（錠剤，顆粒など）を製造する際に質量や形状の均一性，最終的には製品の品質を確保するうえで重要な物性である．今回紹介した安息角に加えて以下のようなパラメーターがあり，これらの物性値を測定し指標とすることで流動性を評価する．

・安息角：注入法により落下してできた粉体の山の底角．流動性の悪い粉体は，安息角が大きくなる．

・崩壊角：安息角をつくっている粉体に一定の衝撃を与えて崩壊した後，残る山の底角．粉体が自然流動しやすいと，崩壊角は小さくなる．

・スパチュラ角：フォーク状のスパチュラの上に堆積する粉体の斜面の傾斜角．スパチュラ角が大きいほど，流動性が悪くなる．

60

問題2

① 密度が 2.0 g/cm³ の粉体 80 g のみかけ容積が 100 mL のとき空隙率はいくらか.

② 空隙率を ① で求めた値の $\frac{1}{3}$ になるまで粉体を圧縮した際のみかけ密度はいくらか.

解答
① 0.60
② 1.60 g/cm³

解説

① 粉体の真の容積：$\dfrac{粉体の重さ}{真密度} = \dfrac{80}{2.0} = 40.0$ mL

空隙率 $= \dfrac{みかけの容積 - 真の容積}{みかけの容積} = \dfrac{100 - 40.0}{100} = 0.60$

② 空隙率は ① の $\dfrac{1}{3}$ であるから $\dfrac{0.6}{3} = 0.20$.

そのとき，真の容積の割合は 0.80 でその容積が ① で求めた値 40.0 mL に相当する.

したがって，みかけの容積（X）は，$0.80 : 40.0 = 1.0 : X$，$X = \dfrac{40.0}{0.80} = 50.0$ mL

みかけの密度は $\dfrac{80}{50.0} = 1.60$ g/mL

2-2　粉体の性質

Check Point

空隙率は充填の仕方により異なる.
・粗充填：容器内の粉体を抑えつけないように徐々に充填する.
・タップ充填：容器を繰り返し落下させて床で叩き充填性が一定になるまで密に充填する.
　空隙率：粗充填＞タップ充填
・比重（d）：ある物質の質量を等体積の標準物質の質量で割った値
・密度：単位体積あたりの質量
・真の密度（ρ_0）：物質に空隙（隙間）がない場合の密度
・みかけの（かさ）密度（ρ）：物質に空隙が存在する場合の密度
・空隙率（ε）：容器に充填後の粉体の隙間の体積を充填した粉体の体積で割った値.　W を粉体の質量，V_0 を粉体の体積，V を粉体のみかけの体積とすると，

$$\rho_0 = \frac{W}{V_0}, \quad \rho = \frac{W}{V}.$$

$$\varepsilon = \frac{空隙の体積}{みかけの体積} = \frac{みかけの体積 - 粉体の体積}{みかけの体積}$$

$$= \frac{V - V_0}{V} = 1 - \frac{V_0}{V} = 1 - \frac{\rho}{\rho_0}$$

62

問題3

カッコ（　）に適した語句を答えよ.

同じ化学組成をもちながら結晶構造が異なり，別の結晶形を示す現象を（①）という.（①）を示す医薬品として（②）がある. 同一化合物が水や溶媒とともに結晶化して異なる結晶構造を示すものを（③）といい，特に水と結晶化したものを（④）という. 一方，分子の3次元配列に規則性をもたないものを（⑤）という.

解答

① 多形
② コルチゾン酢酸エステル，インドメタシン，クロラムフェニコールパルミチン酸エステル，チアミン塩酸塩，など
③ 擬似多形（溶媒和物）
④ 水和物
⑤ 非晶質（アモルファス）

解説

　薬物の3次元構造の違いは薬物の溶出性や吸収性に大きく影響する. インドメタシンの2種類の結晶多形と非晶質からの薬物溶出の様子を図に示した. 非晶質や多形の準安定形で溶出性が向上しているのがわかる. 水和物と水を含まない無水物を比較すると無水物の方が水に溶出しやすいが，のちに水和物が形成され溶出率は低下する. 非晶質の溶出性は非常に高いものの，粉末の保存安定性が悪いものが多い.

　多形の検出方法としては，融点，X線回折，密度，IRスペクトル，熱分析（DSC，DTA），偏光顕微鏡，固体NMRなどがある.

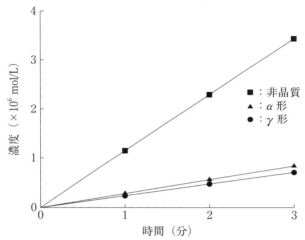

インドメタシンの溶解速度に及ぼす各種結晶形の影響（回転円盤法）

Check Point

結晶多形：同じ物質で結晶構造が異なる（粉末X線回折パターンでピークの位置が異なる）．
非晶質：規則的な結晶配列を示さない（粉末X線回折ではピークがないハロパターンを示す）．

結晶多形の安定形（A）と準安定形（B）を比較した場合，
保存安定性：A＞B，溶解速度：A＜B，融解熱：A＞B，溶解熱*：A＞B，
  *融解熱と（水との）混合熱の和．混合熱は A ＝ B．
となる．互変形の多形の場合，転移温度を境に安定形と準安定形が入れ替わる．
単変形の多形の場合，温度が変化しても A と B の性質は変わらない．

問題4

① ある液体を固体表面上に垂らした際に生じる液体と固体表面との接触角を θ とする。固-気界面張力を γ_S，液-気界面張力を γ_L，固-液界面張力を γ_{SL}，としたとき，γ_{SL} と γ_S，γ_L がつりあった際の関係式を書け．

② 接触角が $\theta = 0$，$0 < \theta \leq 90$，$90 < \theta \leq 180$，に相当するぬれの名称を答えよ．

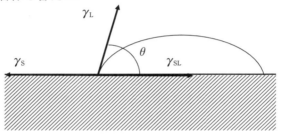

解答

① $\gamma_S = \gamma_{SL} + \gamma_L \cdot \cos\theta$ ヤング (Young) の式
② $\theta = 0$：拡張ぬれ　　$0 < \theta \leq 90$：浸漬ぬれ　　$90 < \theta \leq 180$：付着ぬれ

解説

拡張ぬれ：ガラス面にアルコールが薄膜となって広がる現象
浸漬ぬれ：液体が固体表面を毛細管現象でぬらす現象
付着ぬれ：水銀のように固体表面に液体が付着する現象
薬剤学領域においては拡張ぬれや浸漬ぬれが大切

接触角は，下に示す装置を用い，毛管上昇法（Washburn の式：h と t の関係）から求めることができる．

$$h^2 = \frac{\gamma_L \cdot r \cdot \cos\theta}{2\eta} \cdot t$$

h：時間 t の間に粉体層中に浸透した液体の距離，γ_L：液の表面張力，r：粉体層中の毛細管の平均半径，η：液体の粘度

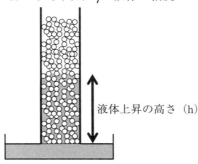

毛管上昇法によるぬれ性の評価

問題 5

水溶性医薬品 A と B，および A と B を等量混合した医薬品粉末がある．これら 3 つの粉末医薬品の水分吸湿量と相対湿度の関係を図示し，それぞれの臨界相対湿度（CRH_A，CRH_B，CRH_{AB}）の関係を示せ．ただし，A の水への溶解度＜B の水への溶解度，医薬品 A，B は飽和水溶液中で相互作用しないものとする．

解答

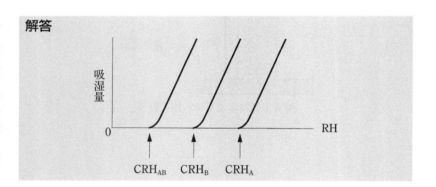

解説

相対湿度（relative humidity：RH）はある温度での飽和水蒸気圧（P_0）に対する蒸気圧（P）のことで，温度が上昇すると P_0 が大きくなるため RH は下がる．蒸気圧は，水面からの水の飛び出しやすさのことで，水に溶質を溶解すると，溶解する前と比較して水溶液の蒸気圧は下がる．
臨界相対湿度（critical relative humidity：CRH）は水溶性薬品が急激に吸湿し始める RH．

2-2　粉体の性質　　　*67*

2 種類の水溶性薬品 A，B（溶解度：A < B）がある場合，

蒸気圧（P）　　　薬品 A > 薬品 B
CRH　　　　　　薬品 A > 薬品 B
吸湿性　　　　　　薬品 A < 薬品 B

エルダー（Elder）の仮説：$CRH_{AB} = CRH_A \times CRH_B$
混合物の CRH は，A あるいは B のみの CRH より低くなる
（各成分の CRH よりも低湿度で吸湿が起こる）.

Check Point

粉体の性質に出てくる基礎用語
安息角　　空隙率　　みかけの（かさ）密度　　多形　　　水和物
非晶質（アモルファス）　　相対湿度　　臨界相対湿度
エルダーの仮説

演習問題

問 1 真密度 1.50 g/cm³ の粉体 2.00 g を圧縮して空隙率 0.100 の粉体層を得た．得られた粉体層のみかけの密度は何 g/cm³ か．

問 2 真密度 2.00 g/cm³ の粉体 4.00 g を円筒容器に充塡して空隙率 0.800 の粉体層を得た．この粉体層のみかけの密度はいくらか．

問 3 比重 2.0 の粉体 6.0 g を断面積 1 cm² の円筒容器に充塡したところ高さが 8 cm であった．このときの空隙率（%）を求めよ．

問 4 空隙率 a の粉体層を空隙率 $\dfrac{a}{4}$ になるまでに圧縮したときに，粉体層のみかけの密度はもとの状態の何倍になるか．

問 5 真密度 1.6 g/cm³ で，空隙率 0.20 の特性をもつ粉末医薬品がある．いまこれを 1280 g 秤量し，容器に移し替えたい．粉体のみかけ体積の 10% 増を容器内容積として余分に見込むとすると，必要最低限の容器の内容積はいくらか．ただし，容器内での充塡状態は，空隙率測定時の状態と同じとする．

問 6 一定量の粉体試料を底面積 3 cm² の円筒容器に静かに充塡したところ，高さは 10 cm となり，その空隙率は 55% であった．次にその粉体の入った容器を一定の高さから一定速度で繰り返し落下させてタップ充塡したところ，粉体層の高さは 7 cm となった．このときの空隙率（%）求めよ．

問 7 真密度が 1.2 g/cm³ の粉体を 500 mL の容器にすり切り充塡したところ粉体層の空隙率は 25% であった．この容器をタッピング

したところ粉体層の空隙率は17%となった．タッピング後の粉体層のかさ密度（g/cm³）を求めよ．

問8 問題2や上記の演習問題をもとに，空隙率やみかけの密度を問う問題を作成し解答とともに示せ．

問9 ある固体薬物の結晶多形であるⅠ形とⅡ形は互変二形の関係にある．ファントホッフ式から求めたⅠ形の溶解熱は28 kJ/mol，Ⅱ形の溶解熱は21 kJ/molであり，Ⅰ形とⅡ形の転移温度は83℃であった．次の記述のうち，正しいものはどれか．ただし，温度10℃から90℃の間で溶解熱は変化しないものとする．
a. 37℃における溶解度はⅠ形＜Ⅱ形である．
b. 37℃における溶解度はⅠ形＞Ⅱ形である．
c. 37℃における溶解度はⅠ形＝Ⅱ形である．
d. 83℃における溶解度はⅠ形＝Ⅱ形である．
e. 90℃における溶解度はⅠ形＜Ⅱ形である．

問10 ある薬物の固体Aに粉砕や再結晶などの処理を加えたところ，右に示す粉末X線回折パターンを与える固体B〜Dが得られた．次の記述のうち正しいものはどれか．ただし，これらの処理により化学的変化は起こらず，また固体の組成に変化はないものとする．

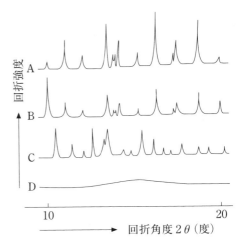

70

    a.   A と B では結晶の単位格子の大きさが異なる.

    b.   C は A の結晶多形である.

    c.   B と C は結晶構造は同じだが, 結晶の概観が異なる.

    d.   D 内の分子配列には規則性がない.

問 11 相対湿度（RH）とは何か説明せよ.

問 12 CRH とは何か説明せよ.

問 13 水に可溶な結晶性粉末に水に不溶な結晶性粉末を混合すると, 水に可溶な結晶性粉末の臨界相対湿度はどうなるか.

問 14 水溶性医薬品 A の CRH を 0.50, 水溶性医薬品 B の CRH を 0.40 とする. 水溶性医薬品 A と B を 3：2 で混合した医薬品粉末の CRH を求めよ.

問 15 クエン酸および白糖の 25℃での臨界相対湿度（CRH）は, それぞれ 70.0％および 74.5％である. エルダーの仮説が成り立つとすると, 両者を質量比 1：3（クエン酸：白糖）で混合した試料の CRH（％）を求めよ.

問 16 次の記述のうち, 正しいものはどれか.

    1.   ストークスの式が適用できるのは, 粉体が一定速度で沈降している場合である.

    2.   ストークスの式を用いれば, 分散媒中で沈降する粉体の単位時間あたりの沈降量を測定することにより, 粒子間の相互作用を求めることができる.

    3.   ストークスの式では, 粒子が球形をしていることが仮定されている.

2-2 粉体の性質

4. ストークスの式を実際に用いるときには，分散媒は粒子に対して適当な溶解性をもつことが望ましい．

5. 一定の距離を落下するのに必要な時間の平方根と粒子径は，反比例の関係にある．

6. 一定の距離を落下するのに必要な時間は，粒子径が一定ならば液体の粘度に比例する．

7. 沈降法では，粒子表面にある細孔まで含めた表面積を測定することができる．

8. 顕微鏡法，空気透過法いずれの方法によっても粒度分布は求められる．

9. 顕微鏡法では，個数基準の粒子径分布が得られる．

10. 同一粉体では，個数基準分布から得られるモード径は，質量基準分布から得られるモード径よりも大きい．

11. 粉体層を流体が透過する時間を測定することで，コゼニー–カーマンの式から粉体の平均粒子径を直接求めることができる．

12. マーチン径は，粒子の投影面積と同じ面積をもつ円の直径に相当する．

13. メジアン径は，質量基準および個数基準の累積分布曲線における 50% 累積値に対応する粒子径である．

14. 粉体の粒度分布は，一般に正規分布になる．

15. コールターカウンター法では，個々の粒子の粒子径と同時に粒子形状の情報が得られる．

16. 摩擦係数の大きな粉体ほど流動性が良い．

17. 粉体の流動性は，オリフィスからの粉体の流出速度を測定することにより知ることができる．

18. 滑沢剤の混合濃度が高いほど，混合粉体の流動性は増大する．

19. 粉体の流動性は，粒子径や粒子形状の影響を受ける．

20. 摩擦係数が小さな粉体ほど流動性が良い.

21. 安息角の大きい医薬品粉体ほど，その流動性は悪い.

22. 安息角の大きい医薬品粉体ほど，その付着性は小さい.

23. 医薬品粉体を顆粒状に製した場合は，その安息角はもとの粉体よりも小さくなる.

24. みかけの密度（かさ密度）の大きい医薬品粉体ほど，その安息角は大きい.

25. 医薬品粉体は吸湿により安息角が大きくなる.

26. 結晶多形とは，同じ化学構造をもつ物質が異なる結晶構造を取りうる現象である.

27. ある薬物の水和物と無水物は，同一の粉末 X 線回折パターンを示す.

28. 結晶多形をもつ薬物では，準安定形は安定形に比べて一般に融点は低く，溶解度も大きいので安定形に比べてバイオアベイラビリティ（吸収率）が上昇することがある.

29. 錠剤の崩壊においては，錠剤内部にある毛細管に水が浸漬ぬれにより入り込むことが必要である.

30. ステアリン酸の接触角は 90° 以上であるので，拡張ぬれも浸漬ぬれも起こらない.

31. 相対湿度とは，実在する水蒸気圧の値を，その温度の飽和水蒸気圧の値で割った値を百分率で表したものである.

32. 温度が異なっていても相対湿度の値が同じであれば，実在する水蒸気圧は同じである.

33. 水に可溶な結晶性粉末は臨界相対湿度が定まっていて，それ以上の相対湿度では吸湿量が急激に大きくなる.

34. 水に可溶な結晶性粉末と不溶な結晶性粉末とを混合しても，臨界相対湿度は低下しない.

35. エルダーの仮説が成立する場合，2 種類以上の水溶性粉体の混合物の CRH は，個々の粉体の CRH よりも大きくなる.

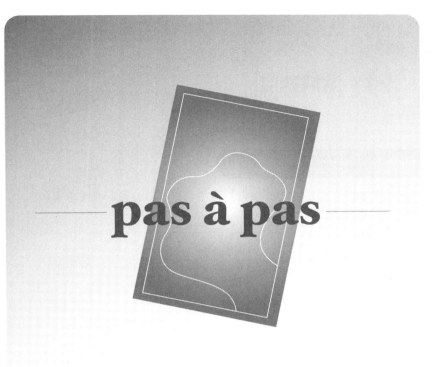

第3章

溶　　解

3-1 溶解速度

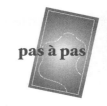

問題 1

固形製剤に水が浸透し薬物の溶解に至るまでの過程を図を用いて説明せよ．

解答

固形製剤は消化管での水の浸透により崩壊・分散し，サイズの小さい粒子になる．水と接触することで薬物の溶出が起こるが，サイズの小さい粒子ほど水との接触面積が増えるので薬物が製剤から溶け出やすくなる．

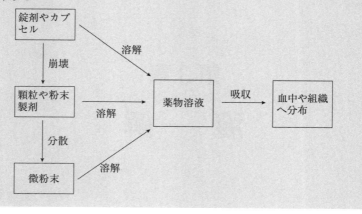

解説

　溶解とは，液体に気体，液体，固体が混合して均一な液相を形成する現象で，溶解度とはある温度条件下，溶解が完全に進行し溶解平衡に達した状態の薬物濃度．溶解度はその溶解熱が正（吸熱反応）の場合，温度とともに上昇する．硫酸リチウムのように溶解が発熱反応のものもあり，この場合は温度とともに減少する．溶解度の低い薬物の場合，薬物の溶解過程が吸収の律速となる．

　薬物の溶解は薬物固体表面で起こる．界面反応により生じた飽和溶液が拡散していく段階が非常に遅ければ，拡散過程により溶解の進行速度が決定する．

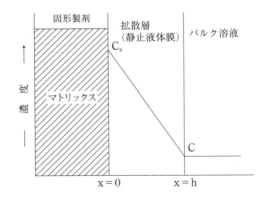

問題2

固形製剤からの薬物の溶解速度を増大させる方法をネルンスト-ノイエス-ホイットニー（Nernst-Noyes-Whitney）式をもとに説明せよ.

解答

$$\frac{dC}{dt} = \frac{DS}{Vh}(C_s - C) \qquad D = \frac{kT}{6\pi\eta r}$$

η：溶媒の粘度
r：粒子半径
$k = \dfrac{R}{N}$：ボルツマン定数

以下に示すように溶解速度（左辺）の値が大きくなるように右辺のパラメーターを変えればよい.

- 拡散係数を大きくする. → 温度を上げる.
→ 溶媒の粘度を下げる.
- （比）表面積を大きくする. → 粒子サイズを小さくする.

- 拡散層の厚さを小さくする. → 撹拌速度を上げる.
- 溶液の体積を小さくする.
- （みかけの）溶解度を大きくする. → 塩の選択
→ 不安定な結晶形にする（準安定形の多形, 非晶質）.

解説

ネルンスト–ノイエス–ホイットニー式

$$\frac{dM}{dt} = \frac{DS}{h}(C_s - C)$$

ノイエス–ホイットニー式

$$\frac{dC}{dt} = kS(C_s - C)$$

両辺を V で割ると，$C = \dfrac{M}{V}$ より

$$\frac{dC}{dt} = \frac{DS}{Vh}(C_s - C)$$

M：時間 t までに溶解した溶質量
D：拡散係数
S：液体に接する固体の表面積
V：溶液の体積
h：拡散層の厚さ
C_s：固体の溶解度
C：時間 t における溶質濃度

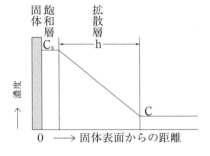

問題 3

固体医薬品の溶解は表面積が一定のとき，次の式に従って進むものとする．

$$\frac{dC}{dt} = kS(C_s - C)$$

$\frac{dC}{dt}$：溶解速度　k：みかけの溶解度定数

S：固体医薬品の表面積　C_s：医薬品の溶解度　C：溶液の濃度

溶液の初期濃度を 0 とするとき，溶液の濃度が $\frac{1}{2}C_s$ に達するまでの時間を求めよ．

Check Point

ノイエス-ホイットニー式は両辺積分することで以下のように展開できる．

$$\frac{dC}{dt} = kS(C_s - C)$$

$$\ln(C_s - C) = -kSt + \ln(C_s - C_0) \qquad \ln\frac{(C_s - C_0)}{(C_s - C)} = kSt$$

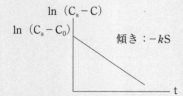
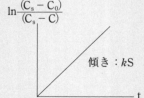

3-1 溶解速度 *79*

解答

$$t = \frac{\ln 2}{k\mathrm{S}}$$

解説

$\ln\ (C_s - C)\ =\ -\ kSt\ +\ \ln\ (C_s - C_0)$　　　C_0：初期濃度

$C = \dfrac{C_s}{2},\ \ C_0 = 0$

$\ln\ \left(C_s - \dfrac{C_s}{2}\right)\ =\ -\ kSt\ +\ \ln\ (C_s - 0)$

$\ln\ \left(\dfrac{C_s}{2}\right)\ =\ -\ kSt\ +\ \ln C_s$

$\therefore\ t = \dfrac{\ln 2}{k\mathrm{S}}$

問題4

重量 1.0 g，表面積 0.1 m^2（0.1 × 10^4 cm^2）の薬物の顆粒を 25 ℃の水 600 mL 中に溶解させるものとする．最初の 1 分間で 0.060 g が溶解した．$\dfrac{D}{h}$ を溶解速度定数 k とする．薬物の溶解度 C$_s$ が 25℃において 1.0 mg/mL であるとき，k の値をシンク（sink）条件と，通常のノイエス–ホイットニーの式の 2 種類の方法で求めよ．

解答

シンク条件：1.0 × 10^{-3} cm/sec
通常のノイエス–ホイットニーの式：1.1 × 10^{-3} cm/sec

解説

ノイエス–ホイットニーの式 $\dfrac{dM}{dt} = k$S（C$_s$ − C）　シンク条件 $\dfrac{dM}{dt} = k$SC

シンク条件で解いた場合，

・$\dfrac{dM}{dt} = \dfrac{60 \text{ mg}}{60 \text{ sec}} = 1.0$ mg/sec　（mL = cm^3）

1.0 mg/sec $= k$ × 0.10 × 10^4 cm^2 × 1.0 mg/mL

$k = 1.0$ × 10^{-3} cm/sec

・通常のノイエス–ホイットニーの式を用いて解いた場合，

C $= \dfrac{60 \text{ mg}}{600 \text{ cm}^3} = 0.1$ mg/cm^3

$k = \dfrac{1.0 \text{ mg/sec}}{0.10 \times 10^4 \text{ cm}^2 \; (1.0 \text{ mg/cm}^3 - 0.1 \text{mg/cm}^3)} = 1.1$ × 10^{-3} cm/sec

したがって，C が C_s の 10％程度であれば，シンク条件で求めた場合とそうでない場合の違いは約 10％になる．$C \ll C_s$ であれば，C は C_s の数％以下の値である必要がある．

Check Point

シンク条件
薬物濃度 C が，溶解度 C_s に比べて非常に小さくなる条件（$C \ll C_s$）
　・溶液の体積が非常に大きい場合
　・溶解の初期過程
　・溶解した溶質が系外に除去される場合

$$\frac{dC}{dt} = kS\ (C_s - C) \quad \Rightarrow \quad \frac{dC}{dt} = kSC_s$$

シンク条件では，溶解速度は溶解度・比表面積に比例する．

Column

溶解速度の測定は，通常，下に示すような溶出試験装置を用いて行う．各剤形（錠剤，カプセル剤，顆粒剤など）からの薬物の溶出量（濃度）を経時的に測定し，溶解速度を算出する．

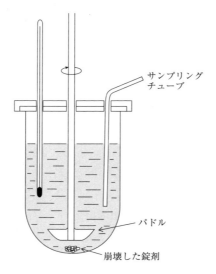

3-1 溶解速度 *83*

問題5

ヒクソン-クロウェル（Hixon-Crowell）の式に従って溶解が進行するとする．粉末医薬品 1000 mg を溶解した場合，試験開始 1 分後には何 mg の医薬品が溶解すると予想されるか．ただし，みかけの溶解速度定数を 1.00（$mg^{\frac{1}{3}} \cdot min^{-1}$）とする．

解答　271 mg

解説

ヒクソン-クロウェルの式：
粒子径の等しい医薬品粉体の溶出性は，粒子の 3 乗根に基づく速度式で取り扱うことができる．
$$M_0^{\frac{1}{3}} - M^{\frac{1}{3}} = \kappa t$$
M_0：薬物粒子の初期量　　　M：溶解せずに存在する薬物量　　　κ：溶解速度定数

$$1000^{\frac{1}{3}} - M^{\frac{1}{3}} = 1 \times 1.00 = 1.00$$
$$M^{\frac{1}{3}} = 9.00 \qquad M = 729$$

したがって溶解した薬物量は，$1000 - 729 = 271$ mg

ヒクソン-クロウェルの式は，粒子が球形，サイズが均一，シンク条件での薬物溶出，などの条件のもとで成立する．

問題6

水に溶けない高分子マトリックス中に薬物を分散させたとき，水中におけるマトリックス表面からの薬物の放出は次に示すヒグチ（Higuchi）式に従う．一般のマトリックス製剤ではA ≫ C_sであると仮定した場合，①Mの増加速度$\frac{dM}{dt}$を求めよ．②Mを時間の平方根に対してプロットし，その傾きの値を求めよ．

$$M = [D(2A - C_s)C_s t]^{\frac{1}{2}}$$

M：マトリックスの単位面積あたりからの薬物放出量
D：マトリックス内での拡散係数
A：単位体積あたりの薬物総量
（マトリックス中に溶解している薬物と溶解しないで分散している薬物の和）
C_s：マトリックス中での薬物の溶解度
t：時間

解答

① $\dfrac{dM}{dt} = \sqrt{\dfrac{ADC_s}{2t}}$ ② $\sqrt{2ADC_s}$

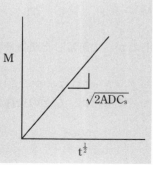

解説

$A \gg C_s$ の場合，$2A - C_s = 2A$ と近似できる．したがって，

$$M = (2ADC_s t)^{\frac{1}{2}}$$

この式をプロットしたのが前ページの図で傾きが $\sqrt{2ADC_s}$ となる．
また，上の式の両辺を t で微分すると，

$$\frac{dM}{dt} = \left(\frac{ADC_s}{2t}\right)^{\frac{1}{2}}$$

になる．

ヒグチ式はマトリックスからの薬物の放出を扱った式で，薬物はマトリックス中に溶解してその表面から放出される．式を導く際，薬物放出はフィック（Fick）の拡散の法則に従うことが仮定されている．

Check Point

溶解速度に出てくる基礎用語
溶解度　　拡散　　　ネルンスト–ノイエス–ホイットニーの式
ノイエス–ホイットニーの式　　溶解速度　　シンク条件　　溶出試験
ヒクソン–クロウェルの式　　ヒグチ式

86

演習問題

問 1 溶解速度に関する以下の説明でカッコに「増加」または「減少」を記入し文を完成せよ.

① 薬物粉末を粉砕して粒子径を減少させると溶解速度は（　　）する.

② 結晶多形の存在する薬物の場合, 安定形を用いた方が溶解速度は（　　）する.

③ 結晶よりも非晶質の薬物を用いた方が溶解速度は（　　）する.

④ 薬物粉末をそのまま溶出するよりも打錠・成形したものを用いた方が溶解速度は（　　）する.

問 2 固体医薬品の溶解は表面積が一定のとき, 次の式に従って進むものとする.

$$\frac{dC}{dt} = kS\ (C_s - C) \qquad \frac{dC}{dt}：溶解速度 \quad k：みかけの溶解度定数$$

S：固体医薬品の表面積　C_s：医薬品の溶解度　C：溶液の濃度

溶液の初期濃度を $\frac{1}{4}C_s$ とするとき, 溶液の濃度が $\frac{1}{2}C_s$ に達するまでの時間を求めよ.

問 3 固体医薬品の溶解は表面積が一定のとき, 次の式に従って進むものとする.

$$\frac{dC}{dt} = kS\ (C_s - C) \qquad \frac{dC}{dt}：溶解速度 \quad k：みかけの溶解度定数$$

S：固体医薬品の表面積　C_s：医薬品の溶解度　C：溶液の濃度

ある値を時間 t に対してプロットすると次のような直線が描ける. ある値とは何か.

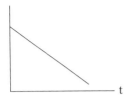

問 4 ある薬品粉末を温度 T_1 で溶出試験を行うと，演習問題の問3に示す直線が得られた．温度 T_2 で他の条件は同じとして溶出試験を行ったとき，得られる直線は温度 T_1 の場合と比較して傾きと切片の値がどのように変化するか説明せよ．ただし，$t = 0$ のとき $C = 0$，$T_2 > T_1$，薬物の溶解過程は吸熱とする．

問 5 固体薬物の溶解速度を測定した結果，下記のデータを得た．みかけの溶解速度定数（$cm^{-2} \cdot min^{-1}$）を求めよ．ただし，薬物の溶解度は 2.0 mg/mL，固体薬物の有効表面積は 1 cm^2 であり，実験中表面積は変化しないものとする．また，この時間内はシンク条件が成り立っているとする．

時間（min）	0	1	2	3	5
薬物濃度（mg/mL）	0	0.021	0.039	0.061	0.100

問 6 固体薬物 A は拡散律速によって溶解し，溶解速度は以下に示すノイエス-ホイットニーの式に従うことがわかっている．

$$\frac{dC}{dt} = kS \ (C_s - C)$$

 C ：薬物濃度
 k ：みかけの溶解速度定数
 S ：有効面積
 C_s：薬物の溶解度

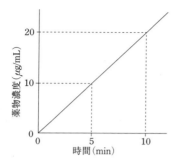

いま，固体薬物Aを円盤状に圧縮成形し，回転円盤法により37℃で溶解実験を行った．円盤の有効面積は5.0 cm^2，固体薬物Aの溶解度は1000 μg/mLであった．有効面積を一定に保ち，シンク条件（$C_s \gg C$）で測定を行うと，図に示す結果が得られた．このときのみかけの溶解速度定数（min^{-1}・cm^{-2}）を求めよ．

問7 ある薬物粉末について，有効表面積が一定となるように回転円盤法を用いて，溶出試験を行った．温度T_1およびT_2（$T_2 > T_1$）において，他の条件は同一として試験を行ったとき，$\ln(C_s - C)$を時間に対してプロットした図として最も適当なものはどれか．ここで，Cは時間tにおける濃度，C_sは薬物の溶解度であり，t = 0のときC = 0，また，薬物の溶解過程は吸熱とする．

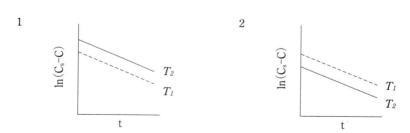

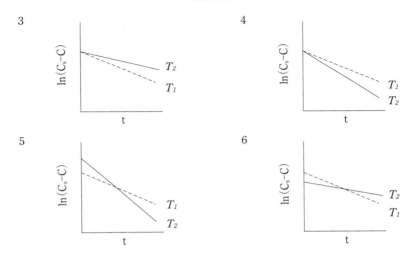

問 8 ヒクソン-クロウェルの式中に出てくる k の次元は何か.

問 9 ヒクソン-クロウェルの式に従って溶解が進行するとする. 粉末医薬品 8.0 g を溶解した場合, 試験開始 10 分後に溶解せずに残っている薬物量は何 g か. ただし, みかけの溶解速度定数を 0.10 $(g^{\frac{1}{3}} \cdot min^{-1})$ とする.

問 10 演習問題の問 8 で試験開始 10 分後に溶解した薬物量は約何%か.

問 11 ヒクソン-クロウェルの式に従って溶解が進行するとする. 粉末医薬品 1.00 g を溶解した場合, 試験開始 2 分後には医薬品の 27.1 % が溶解し, みかけの溶解速度定数 $k = 0.0500$ $(g^{\frac{1}{3}} \cdot min^{-1})$ と算出された. 試験開始から 6 分後には医薬品の何%が溶解すると予想されるか.

問 12 次のグラフは，ある放出制御型製剤についての溶出試験を下に示す条件で実施した結果である．このグラフから推察される製剤的な特徴に関する記述のうち，適切なのはどれか．1つ選べ．ただし，薬物の溶解度は pH によって変化しないものとする．

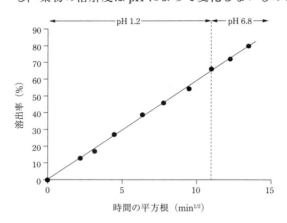

溶出試験の条件
試験サンプル：放出制御型製剤 1 錠
試験装置：溶出試験法第 2 法（パドル法）
試験温度：37℃
試験液：0 分～ 120 分 – 溶出試験第 1 液（pH 1.2）
　　　　120 分～ 180 分 – 溶出試験第 2 液（pH 6.8）

1. 腸溶性製剤からの薬物溶出で，pH に依存して溶出量が変化している．
2. 不溶性マトリックス型製剤からの薬物溶出で，マトリックス中の拡散が薬物溶出の律速となっている．
3. 侵食（エロージョン）型製剤からの薬物溶出で，水溶性マトリックスの溶解もしくは浸潤に伴って薬物が溶出する．

3-1 溶解速度 *91*

4. リザーバー型製剤からの薬物溶出で，水溶性成分からなる錠剤を被覆している不溶性高分子膜を介して薬物が溶出する．
5. 浸透圧ポンプ型製剤からの薬物溶出で，錠剤内への水の侵入に伴って薬物が溶出する．

問 13 次の記述のうち，正しいものはどれか．
1. ネルンスト–ノイエス–ホイットニーの式において，固体薬物を粉砕して粒子径を小さくすれば S が増大して，溶解速度は大きくなる．
2. ネルンスト–ノイエス–ホイットニーの式において，D は粘度に比例するため，溶媒の粘度が増加すると，溶解速度は大きくなる．
3. ネルンスト–ノイエス–ホイットニーの式において，溶媒の撹拌速度を大きくすれば，h が小さくなるので，溶解速度は減少する．
4. ネルンスト–ノイエス–ホイットニーの式において，同一薬物の種々の塩を比較するとき，C_s がより大きい塩は，他の条件が同一なら，溶解速度がより大きい．
5. ヒクソン–クロウェルの式は，シンク条件を仮定して導かれる．
6. ヒクソン–クロウェルの式は，粉末粒子の粒度分布は正規分布に従うとして導かれる．
7. ヒクソン–クロウェルの式において，k の次元は 時間$^{-1}$・質量$^{\frac{1}{3}}$である．
8. ヒクソン–クロウェルの式において，同一試料を用いるとき，試験液の粘度が大きくなると，k の値は大きくなる．
9. ヒグチ式において，薬物放出の初期においては，累積薬物放出量は時間の平方根に対して直線となる．
10. ヒグチ式において，薬物放出速度は時間の平方根に対して直

線となる.

11. ヒグチ式において，$A \gg C_s$ のとき，式は $Q = [2A \cdot C_s \cdot t]^{\frac{1}{2}}$ に近似できる.

12. ヒグチ式は，薬物がマトリックス中に溶解し，その表面から放出されると仮定して導かれる.

13. 固体の溶解度の大きさは安定形結晶＞準安定形結晶＞非晶質固体の順になる.

14. 結晶多形において，溶解性に優れる準安定形の方が安定形よりモル融解熱が大きい.

15. 同一物質で重量が同じであるならば，一般に粉末よりも圧縮成形したものの方が速く溶解する.

16. いかなる薬物の溶解度も温度を上げることにより大きくなる.

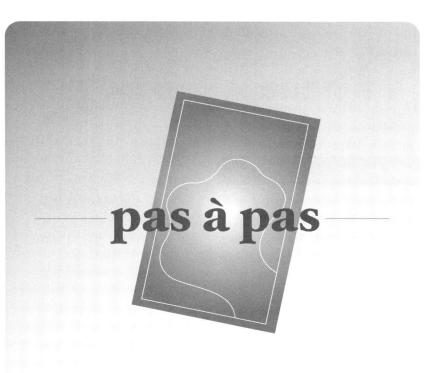

第4章

界面現象と分散系

4-1 界面現象

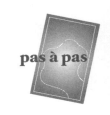
pas à pas

問題1

次の図は，ラウリル硫酸ナトリウム（SLS）水溶液の物理化学的性質の濃度による変化を示したものである．A〜Cに該当する物理化学的性質は，表面張力，洗浄力，当量電導度のどれか．

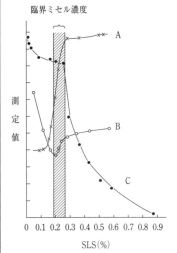

解答 A：洗浄力，B：表面張力，C：当量電導度

解説

界面活性剤の濃度を徐々に増加させると，界面活性剤分子がある一定個数集まった集合体であるミセルを形成するが，そのミセルを形成し始める濃度を，臨界ミセル濃度 (critical micelle concentration：cmc) という．界面活性剤溶液の物理化学的性質は cmc を挟んで変化することが多い．

cmc 付近で著しく増大するのは洗浄力なので，A が洗浄力である．表面張力や界面張力は濃度と共に減少し，cmc を越えるとほぼ一定になるので，B が表面張力．当量電導度は cmc 以降は cmc 以前よりも急勾配で減少するので C である．この他に，浸透圧は cmc 以降は cmc 以前よりも緩やかに増加する．また可溶化力は cmc 以前はあまり変化しないが，cmc 以降は界面活性剤の濃度に応じて上昇する (89167)．

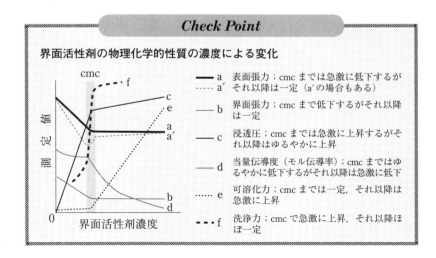

Check Point

界面活性剤の物理化学的性質の濃度による変化

a 表面張力；cmc までは急激に低下するが
a′ それ以降は一定（a′の場合もある）

b 界面張力；cmc まで低下するがそれ以降は一定

c 浸透圧；cmc までは急激に上昇するがそれ以降はゆるやかに上昇

d 当量伝導度（モル伝導率）；cmc まではゆるやかに低下するがそれ以降は急激に低下

e 可溶化力；cmc までは一定，それ以降は急激に上昇

f 洗浄力；cmc で急激に上昇，それ以降ほぼ一定

問題2

次の図はイオン性界面活性剤の水への溶解度と温度との関係を示したものである．この図に関する次の記述のうち，正しいものはどれか．

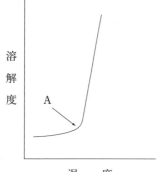

a. 点Aをクラフト点と呼び，これはミセル形成の始まる最低温度である．
b. cmc以上の濃度では界面活性剤の分子はすべてミセルを形成しており，単分子状態のものは存在しない．
c. Tween系の界面活性剤はこの図のような現象を示さない．
d. アルキル鎖の長い界面活性剤では，点Aの温度は高くなる．

4-1 界面現象

解答 a, c, d が正しい.

a. ○

b. × 一定の単分子状態の活性剤も存在している.

c. ○ Tween 系は非イオン性界面活性剤であるから,クラフト点はもたない.

d. ○ イオン性界面活性剤は親水基をもつが,その溶解度はわずかであり,アルキル鎖が長いほど溶解させる温度は高くなる.
(82171)

Check Point

界面活性剤溶液と温度の関係
イオン性　クラフト点　ある温度で溶解度が著しく上昇する.
非イオン性　曇点　ある温度で溶液が濁る.

98

問題3

次の界面活性剤を陽イオン性，陰イオン性，両イオン性，非イオン性に分類せよ．

a. モノステアリン酸グリセリン
b. 薬用セッケン
c. 塩化ベンゼトニウム
d. ポリソルベート 80（Tween 80）
e. レシチン

解答

陽イオン性：塩化ベンゼトニウム
陰イオン性：薬用セッケン
非イオン性：モノステアリン酸グリセリン，ポリソルベート 80
（Tween 80）
両イオン性：レシチン

Check Point

界面活性剤の分類
ハロゲン化物→陽イオン
ナトリウム塩，カリウム塩→陰イオン
レシチン→両性
それ以外は非イオン

演習問題

問1 図に示された水溶液の表面張力（γ）－濃度（C）曲線と式（1）の Gibbs の吸着等温式に関する記述のうち，正しいものはどれか．

$$\Gamma = -\frac{C}{RT}\cdot\frac{d\gamma}{dC} \tag{1}$$

ただし，Γ は溶質の表面過剰吸着量，R は気体定数，T は絶対温度である．

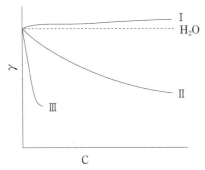

a. Ⅰ型溶液では，$\Gamma > 0$ となり，正吸着といわれる．
b. Ⅱ型溶液では，$\Gamma < 0$ となり，正吸着といわれる．
c. Ⅲ型溶液では，$\Gamma > 0$ となり，正吸着といわれる．
d. Ⅰ型溶液では，$\Gamma < 0$ であり，その例は電解質溶液で，その表面は真水に近い．
e. Ⅱ型の溶液では，$\Gamma > 0$ であり，その例は界面活性剤である．

問2 ある界面活性剤溶液の表面張力を測定して図に示す結果を得た．この図に関する次の記述について，正しいものはどれか．

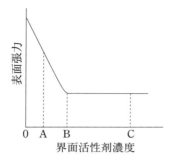

a. 界面活性剤のミセルとしての濃度はBで最大となる．
b. BとCでは界面活性剤のミセルとしての濃度は同一である．
c. 溶液表面への界面活性剤の吸着量は，AよりBの方が多い．
d. BとCでは溶液表面への界面活性剤の吸着量はほぼ同一である．

問3 次の図は，ある界面活性剤の希薄溶液の表面張力と浸透圧を測定し，溶液濃度の関数としてプロットしたものである．記述について，正しいものはどれか．

a. ①は浸透圧，②は表面張力のプロットである．
b. これらのプロットがほぼ同じ濃度で折れ曲がりを生じるのは，界面活性剤が重合するためである．
c. 図中の折れ曲がりを示す濃度を臨界ミセル濃度という．
d. ミセルの形成は，陰イオン性，陽イオン性，両性の界面活性剤で起こり，非イオン性の界面活性剤では起こらない．
e. ミセルの形成は，水溶液中で起こり，非極性溶媒中では起こらない．

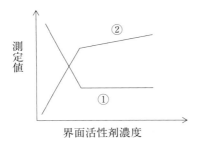

問4 モノステアリン酸ソルビタン 60（Span 60）に関する物性値 B を変数 A に対してプロットしたところ，次のグラフが得られた．横軸の変数 A，縦軸の物性値 B，グラフの屈曲点に関連する特性の組合せのうち，正しいものはどれか．

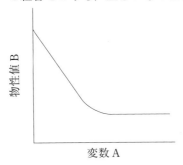

	変数 A	物性値 B	屈曲点に関連する特性
1	水溶液中の Span 60 濃度	溶液の界面張力	臨界ミセル濃度
2	水溶液中の Span 60 濃度	溶液の可溶化能	臨界ミセル濃度
3	温度	Span 60 の水への溶解度	曇点
4	温度	Span 60 の水への溶解度	クラフト点
5	ポリソルベート 80 との混合物における Span 60 の比率	HLB	o/w 型乳化剤 → w/o 型乳化剤
6	ラウリル硫酸ナトリウムとの混合物における Span 60 の比率	HLB	o/w 型乳化剤 → w/o 型乳化剤

問 5 常温で固体のイオン性界面活性剤 A の溶解度を温度を変えて測定し，そのモル溶解度の対数値を絶対温度の逆数に対して，下図のようにプロットした．直線の交点（×）は次のどれか．

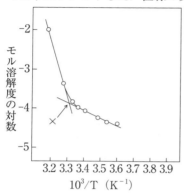

1. 界面活性剤 A のクラフト点
2. 界面活性剤 A の曇点
3. 界面活性剤 A の融点
4. 界面活性剤 A のガラス転移点
5. 界面活性剤 A の凝固点

問 6 界面活性剤に関する次の記述のうち，正しいものはどれか．
 a. 界面活性剤とは，溶液の表面張力を大きくする物質である．
 b. 塩化ベンザルコニウムは，陽イオン性界面活性剤である．
 c. 油中に存在するミセルでは，疎水基が中央部に集まる．
 d. 非イオン性界面活性剤の水への溶解度は，曇点以上の温度で減少する．

問 7 界面活性剤に関する記述のうち，正しいものはどれか．
 a. イオン性界面活性剤水溶液では，クラフト点以上になるとミ

セルが形成されない.

b. 非イオン性界面活性剤水溶液では，曇点以上になると 2 相分離が起こり，溶液は白濁する.

c. hydrophile lipophile balance（HLB）が大きい界面活性剤ほど親油性である.

d. ポリオキシエチレンソルビタン脂肪酸エステルは，非イオン性界面活性剤に分類される.

問 8 界面活性剤の性質に関する記述のうち，正しいものはどれか.

a. ソルビタンモノラウレートの HLB 値は，ソルビタンモノステアレートの HLB 値に比べて小さい.

b. アルキル硫酸ナトリウムの直鎖アルキル基（$C_{10}H_{21}$〜$C_{18}H_{37}$）の炭素数が増加すると，クラフト点は低くなる.

c. ドデシル硫酸ナトリウム水溶液の当量電気伝導度は，ある濃度以上で急激に低下する.

d. ポリオキシエチレン p-ノニルフェニルエーテルのオキシエチレン基の付加モル数が増加すると，臨界ミセル濃度は高くなる.

問 9 次の界面活性剤を陽イオン性，陰イオン性，非イオン性に分類せよ.
セスキオレイン酸ソルビタン
ラウリル硫酸ナトリウム
ラウロマクロゴール（ポリオキシエチレンラウリルエーテル）
塩化ベンザルコニウム
ソルビタンモノラウレート（Span 20）

4-2 HLB の計算

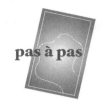
pas à pas

問題 1

セスキオレイン酸ソルビタンとポリソルベート 80 を用いて，要求 HLB が 11.6 の油性物質の o/w 型乳剤を調製する．セスキオレイン酸ソルビタンとポリソルベート 80 を合わせて 10.0 g 用いる場合，最適な HLB にするためのポリソルベート 80 の添加量 (g) を求めよ．なお，セスキオレイン酸ソルビタンとポリソルベート 80 の HLB はそれぞれ 3.7 および 15.0 であり，加成性が成り立つものとする．

解答 約 7 g

解説

HLB (hydrophile lipophile balance) とは界面活性剤の親水性と疎水性のバランスを表す尺度であり，一般的には HLB が 7 を超えると親水性が高く，小さいほど疎水性が高くなる．
2 種類以上の界面活性剤を混合した場合，HLB には加成性（相加性）が成り立ち，次のように計算できる．

$$\mathrm{HLB} = \frac{W_a \cdot \mathrm{HLB}_a + W_b \cdot \mathrm{HLB}_b + \cdots}{W_a + W_b + \cdots}$$

ここで，各界面活性剤の重量（比）を W_a, W_b, HLB を HLB_a, HLB_b と

4-2 HLB の計算

する.

ポリソルベート 80 の添加量を x とおくと,

$$\frac{3.7 \times (10.0 - x) + 15.0 \times x}{10.0} = 11.6$$

$$37 - 3.7\,x + 15.0\,x = 116$$

$$11.3\,x = 79$$

$$x \fallingdotseq 7.0 \text{ g}$$

（90170）

Check Point

$$\text{HLB} = \frac{W_a \cdot \text{HLB}_a + W_b \cdot \text{HLB}_b + \cdots}{W_a + W_b + \cdots}$$

Column

HLB の計算

HLB の計算は「2 種類の温度の水を混合したとき」と考えるとわかりやすい. この例題は,「3.7℃ と 15.0℃ の水をあわせて 10.0 g 用いて, 11.6℃ の水にしたいとき, 15℃ の水は何グラム必要か」と置き換えて考えることができる.

演習問題

問1 セスキオレイン酸ソルビタン（HLB 値 3.7）とポリソルベート 80（HLB 値 15.0）を用いて HLB 12 の油性物質の o/w 型乳剤を調製したい．セスキオレイン酸ソルビタンを 5.0g 用いた場合，使用するポリソルベート 80 の添加量（g）はどのくらいか．

問2 ある界面活性剤 A（HLB 値 2.2）と B（HLB 値 15.0）を混合して HLB 11.8 の乳濁液を作製したい．A と B の混合比はどのくらいか．

問3 ある界面活性剤 A を 60 g と B（HLB 値 15.0）の 20 g を混合したところ，HLB 9.0 の乳濁液となった．A の HLB 値はどのくらいか．

問4 モノステアリン酸グリセリンとオレイン酸カリウムを用いて，o/w 型乳剤を調製した．このとき，モノステアリン酸グリセリン 3 g，オレイン酸カリウム 17 g を用いた．調製した乳剤の HLB 値を求めよ．なお，モノステアリン酸グリセリンとオレイン酸カリウムの HLB は，それぞれ 3.8 と 20 である．

問5 ある界面活性剤 A を 40 g と B（HLB 値 20.0）の 10 g を混合したところ，HLB 8 の乳濁液となった．界面活性剤 A の HLB 値を求めよ．

問6 ソルビタントリオレート（HLB 値 1.8）とモノステアリン酸グリセリン（HLB 値 3.8）を用いて，要求 HLB 3.4 の乳剤を調製する．ソルビタントリオレート，モノステアリン酸グリセリン合わせて 10.0 g 用いた場合，最適な HLB 値にするためのソルビタン

トリオレートの添加量はいくらか.

問7 ソルビタントリステアレート（HLB 値 2.1）とポリオキシエチレンモノラウレート（HLB 値 16.7）を用いて，HLB 14.2 の油性物質の o/w 型乳剤を調製したい．ソルビタントリステアレートを 6.0 g 用いた場合，ポリオキシエチレンモノラウレートの添加量はどのくらいか.

問8 オレイン酸カリウムとソルビタンモノパルミテートを用いて，要求 HLB 12.0 の油性物質の o/w 型乳剤を調製する．オレイン酸カリウムとソルビタンパルミテートを合計 5.0 g 用いる場合，最適な HLB 値にするためのオレイン酸カリウムは何 g か．オレイン酸カリウムとソルビタンモノパルミテートの HLB は，それぞれ 20 および 6.7 である.

問9 ソルビタンモノオノレート（HLB 値 4.3）とポリオキシエチレンソルビタンモノオノレート（HLB 値 15），オレイン酸カリウム（HLB 値 20）を混合したところ，HLB 15.7 の乳剤となった．オレイン酸カリウムを 50 g，ポリオキシエチレンソルビタンモノオノレート 30 g 使用した場合，ソルビタンモノオノレートは何 g 必要か.

問10 例題，上記の問 1〜9 および次の表を参考にして，界面活性剤に関する HLB 値の計算問題を作成し，模範解答とともに示せ.

界面活性剤の HLB 値

界面活性剤		HLB 値
化学名	商品名	
オイレン酸		1
ソルビタントリオレート	Span 85	1.8
ソルビタントリステアレート	Span 65	2.1
ソルビタンセクキオレイン酸エステル（日局）	Span 83	3.7
モノステアリン酸グリセリン（日局）		3.8
ソルビタンモノオレート	Span 80	4.3
ソルビタンモノパルミテート	Span 40	6.7
ソルビタンモノラウレート	Span 20	8.6
ポリオキシエチレンソルビタンモノオレート	Tween 81	10.0
ポリオキシエチレンソルビタンモノオレート（日局）	Tween 80	15
ポリオキシエチレンモノラウレート	Tween 20	16.7
オレイン酸カリウム		20
ラウリル硫酸ナトリウム（日局）		約 40

4-3 分散系

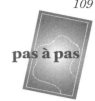

問題 1

図はエマルションの不安定化の経路を示したものである．空欄に埋めるべき用語の組合せとして適当なものを選べ．

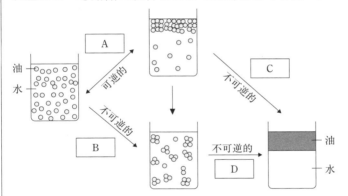

エマルションの不安定化の経路

	A	B	C	D
1.	ケーキング	凝集	合一分離	コアセルベーション
2.	クリーミング	凝集	合一分離	合一分離
3.	クリーミング	合一分離	ケーキング	ケーキング
4.	コアセルベーション	クリーミング	凝集	合一分離
5.	合一分離	コアセルベーション	凝集	凝集

110

解答　2

解説

クリーミング：分散媒（この場合は水）と分散相（油）の比重の違いにより，分散相粒子が浮上あるいは沈降する現象で，クリーム分離ともいう．可逆的であり，振とうにより再びもとのエマルション（乳剤）に戻る．沈降する場合はその速度はストークスの式で表される．

凝集：分散相の粒子どうしが3次元的に付着する現象．不可逆的である．

合一分離：クリーミングあるいは凝集状態の分散相が分散媒と完全に分離し，相をなす現象．不可逆的であり，乳剤系は破壊される．

コアセルベーション：親水性コロイドに，エタノールなどの親水性の有機溶媒あるいは正負反対電荷のコロイドを添加混合したとき，または温度を変化させたりするときに，コロイドに富む液相とコロイドに乏しい液相との2つの相に分離する状態．マイクロカプセルの製造等に応用されている．

ケーキング：懸濁している分散粒子が沈降して不可逆的に堆積層を形成する現象．

Check Point

分散系の基礎用語1
クリーミング
凝集
合一分離
コアセルベーション
ケーキング

問題2

図は乳剤の転相と物理化学的変化を表したものである．空欄に埋めるべき用語の組合せとして適当なものを選べ．

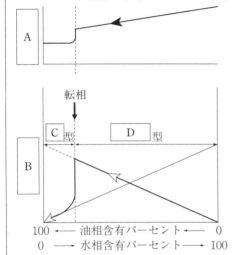

乳剤の転相と物理化学的性質の変化

	A	B	C	D
1.	粘度	電導度	w/o	o/w
2.	電導度	粘度	o/w	w/o
3.	粘度	電導度	o/w	w/o
4.	電導度	粘度	w/o	o/w

解答 4

112

解説

水が分散媒で油が分散相，つまり水の中に油が分散している状態の乳剤をo/w（oil in water）型という．逆に，油が分散媒で水が分散相，つまり油の中に水が分散している状態の乳剤をw/o（water in oil）型という．また，乳剤の型がo/w型，w/o型の間で変化することを転相という．o/w型の乳剤に油を加えていくと，粘度は転相するまでは増加し，転相すると急激に減少する．電導度は，油を加えていくと転相するまでは徐々に減少し，転相すると急激に減少する．

Check Point

分散系の基礎用語 2
w/o 型乳剤
o/w 型乳剤
転相

4-3 分散系 *113*

演習問題

問 1 分散系の安定性に関する記述について，正しいものはどれか．

a. 液中に分散したコロイド粒子は，ストークスの式に従って沈降する．

b. 親水性コロイドは，溶液の電解質濃度を高めることによって安定化できる．

c. 乳剤のクリーム分離は，内相すべてが完全に合一することによって起こる．

d. ケーキングを起こしやすい懸濁剤は，分散媒の粘度を増大させることによって安定化できる．

問 2 エマルションの乳化型の判定に関する記述について，正しいものはどれか．

a. スダンⅢを少量添加してエマルション全体が着色すると o/w 型である．

b. エマルションの電気抵抗は o/w 型の方が w/o 型に比べて小さい．

c. 水で希釈して容易に混ざり合うと w/o 型である．

d. エマルションに水を加えると粘度が低下し，油を加えると粘度が上昇するときは o/w 型である．

問 3 エマルションの安定性に関する記述のうち，正しいものはどれか．

a. 一般に分散相が合一したエマルションは振り混ぜると容易に再分散されるが，クリーミングを起こしたエマルションは再分散されない．

b. 一般に内相と外相の容積率が等しいとき，最も不安定なエマルションを生成する．

c. HLB 値が 7 より小さい界面活性剤を用いると，安定な o/w 型エマルションは生成しない．

d. エマルションの微細な液滴の凝集において，液滴が静電的反発力によるエネルギー障壁を乗り越えるほどの熱エネルギーをもっている場合には，不可逆的な凝集となる．

問 4 懸濁剤・乳剤に関する次の記述について，正しいものはどれか．

a. 自由沈降性の粒子は，ケーキングしやすく，容易に再分散しない．

b. 懸濁剤の安定性は，粒子径を小さくしたり，アラビアゴム，タルクなどの懸濁化剤を添加することで向上する．

c. 転相温度（PIT）より高い温度で粗乳化を行い，その後温度をPIT以下に下げると，転相の際に微細化が行われ，安定な乳剤を調製することができる．

d. HLB 値の大きい乳化剤は w/o 型乳剤を安定させる．

問 5 分散系の物理的安定性に関する記述について，正しいものはどれか．

a. w/o 型エマルションの水滴の粒子径は，乳化剤の種類や濃度とは無関係である．

b. 親水性の懸濁粒子の表面には，イオンが吸着したり，水和層が形成されたりして，粒子が安定化する．

c. イオン性界面活性剤を用いて乳化したとき，電解質が共存すると粒子表面の電気二重層が圧縮されて，分散状態は不安定となる．

d. 親水性の高分子コロイドにアルコールを添加すると，コロイドに富む液相と，乏しい液相の2つに分離する．これをコアセルベーションという．

問6 下図の曲線(1)〜(3)は，異なる添加塩濃度におけるコロイド粒子間相互作用のポテンシャルエネルギーと粒子間距離との関係を示している．ただし，(1)および(2)の極大点でのポテンシャルエネルギーは粒子の熱運動エネルギーより十分大きい．疎水コロイドの安定性に関する記述のうち，正しいものはどれか

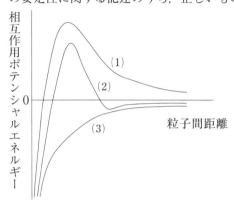

a. (1)では，コロイド粒子の凝集が容易に起こる．
b. (2)では，凝集したコロイド粒子は振とうによって再分散させることができる．
c. (3)は，添加塩の濃度が最も大きい．
d. 添加塩の濃度が増加すると，コロイド粒子間の静電反発力が強まる．

問7 次の記述のうち，正しいものはどれか．
a. 静脈注射には，通例，水溶液を用いるが，少量の水溶性有機溶剤を含有する o/w 型乳剤も粒子径が十分管理（7 μm 以下）されていれば用いることができる．
b. w/o 型乳剤性基剤には親水軟膏があり，皮膚に塗布すると水分が蒸発し，o/w 型に転相する．

c. 大豆油とレシチンで調製した o/w 型エマルションはリポソームと呼ばれ，生体適合性にすぐれ，また炎症部位に選択的に移行する薬物運搬体である．

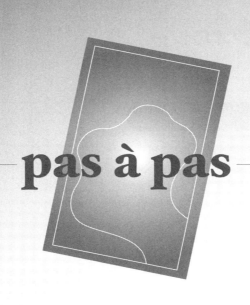

第5章

レオロジー

5-1 レオロジー

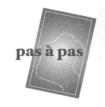

問題 1

以下に示した流動曲線のうち，次の説明に当てはまるものを選べ．ただし，D をずり速度，S をずり応力とする．

① ずり応力が増加すると粘性が低下して流れやすくなる．
② ずり応力が増加すると粘性が増加して流れにくくなる．
③ ある一定以上のずり応力で流動が始まる．その後ずり応力が増加しても粘性は一定．
④ ある一定以上のずり応力で流動が始まる．その後ずり応力が増加すると粘性が低下するが，それを放置すると緩やかに粘性が回復する現象．

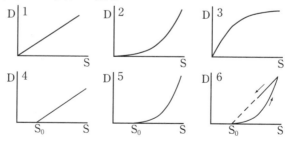

解答
① 2. 準(擬)粘性流動　　② 3. ダイラタント流動
③ 4. 塑性流動　　　　　④ 6. チキソトロピー

解説

流体は，せん断速度がせん断応力に比例する**ニュートン流動（粘性流動）**とそれ以外の**非ニュートン流動**に大別される．実際の製剤はほとんどが非ニュートン流動を示す流体である．粘性流動ではせん断速度がせん断応力に比例するため，その傾きの逆数で表される粘度（η）は常に一定である．

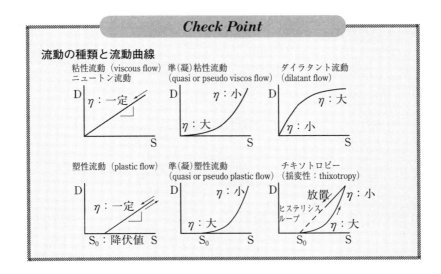

120

問題2

ずり速度Dとずり応力Sの関係は一般に以下の式で近似できる．準（擬）粘性流動と塑性流動それぞれに相当するSとnの関係を示したものは次のうちどれか．ただしkは定数（＞0）とする．

$$D = \frac{(S - S_0)^n}{k}$$

1 $S_0 = 0$, $n = 1$　　2 $S_0 = 0$, $n > 1$　　3 $S_0 \neq 0$, $n = 1$

4 $S_0 \neq 0$, $n > 1$　　5 $S_0 = 0$, $n < 1$

解答 準（擬）粘性流動　2　　　塑性流動　3

解説

弾性および粘性は，以下の式で表される．

弾性　　**フックの法則**

せん断ひずみ（比例定数：剛性率；G）

固体 $\xrightarrow{+応力}$ 変形 $\xleftarrow{-応力}$

$$S = G\varepsilon$$

応力　　　ひずみ

粘性　　**ニュートンの粘性の法則**

$$S = \eta D$$

$$D = \phi S = \frac{1}{\eta} S$$

せん断速度　　　　　　　　せん断応力
　　　　流動度　　粘度

各種流動曲線で表されるずり速度Dとずり応力Sの関係は，原点を通るか通らないか（$S_0 = 0$ or $\neq 0$），直線か曲線か（$n = 0$ or $\neq 0$）で

分類することができる．ちなみにダイラタント流動は $D = \dfrac{1}{\eta} S^n \ (n < 1)$，

準(擬)塑性流動 は，$D = \dfrac{1}{\eta} (S - S_0)^n \ (n > 1)$ で近似できる．

n = 1のとき，k は粘度（一定の値）を示す．

Column

ダイラタント流動は粘性が増加して流れにくくなる現象でトラブルのもととなる．粒子が密に並んでいる隙間を液体で満たすと粒子は液体を潤滑剤として流動する．ところが強い応力を加えると粒子間隙を液体で満たせずそれが摩擦力となって流動性が突然失われる．濃厚溶液などによくみられる現象である．チキソトロピーは，力を加えると粘性が低下するが，それを放置すると粘性が回復する現象で製剤としても好ましい性質である．デポと呼ばれる注射剤は，投与時に振とうして流動性を高めてから皮下や筋肉内に注射する．投与後，粘性が回復して投与部位にゲル化して残るためそこから薬物の徐放化が可能となる．

問題3

粘弾性モデルのうちマックスウェル（Maxwell）モデルに関する以下の問いに答えよ．
① マックスウェルモデルをばねとダッシュポットを用いて図示せよ．
② ひずみを一定にした際の応力緩和曲線を図示せよ．
③ ばねの伸びを γ_1，応力を S_1，ダッシュポットの伸びを γ_2，応力を S_2 とする．マックスウェルモデル全体でのばねの伸び γ と γ_1, γ_2 の関係，応力 S と S_1, S_2 の関係を示せ．

解答

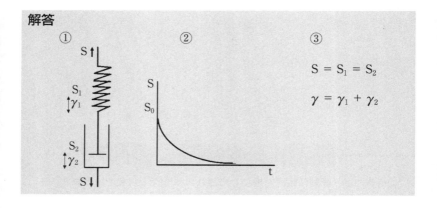

解説

粘弾性挙動は粘性と弾性の組合せとして表すことができる．弾性は**ばね**（フックの法則：力をかけたときにだけ変形し，力を抜けばもとに戻る），粘性は**ダッシュポット**（ニュートンの粘性の法則：力をかけている間は変形が増加し，力を抜くと変形したままの状態で止まる）を用い

て表される.ばねとダッシュポットを**直列**に並べたものが**マックスウェルモデル**,**並列**に並べたものが**フォークト(Voigt)モデル**である.

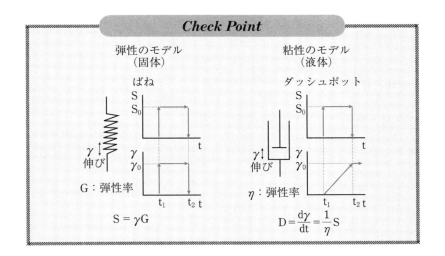

Column

身近にあるレオロジー
ペンキ:ペンキの中に刷毛をいれたときは付着性や流動性があるので,刷毛にペンキが付着する.刷毛で塗っている(ずり応力が働く)ときは,ペンキの流動性が増加し塗布部分によく広がる(展延する).刷毛の力がなくなるとインクは流動性を失い,塗布した部分に付着して存在する.
化粧品や医薬品:化粧品の場合はクリームやローションが,医薬品の場合は,リニメント剤や軟膏剤,ローション剤がレオロジーによる評価(肌触りや展延性,たれ)の対象になる.安定性を含む品質管理が科学的な根拠に基づいて行うことができるようになる.

演習問題

問1 次の溶液に相当する流動曲線の名称を答えよ.

1. チンク油,ローション,乳剤,ケチャップ,塗料
2. 1%アルギン酸ナトリウム,1%メチルセルロース,1%カルボシキメチルセルロースナトリウム
3. 水,エタノール,グリセリン
4. プロカインペニシリン油性懸濁液
5. 濃厚(>50%)水性懸濁液(例:デンプン溶液)
6. 2〜3%アルギン酸ナトリウム,2〜3%メチルセルロース,2〜3%カルボシキメチルセルロースナトリウム

問2 粘弾性モデルのうちフォークトモデルに関する以下の問いに答えよ.

① フォークトモデルをばねとダッシュポットを用いて図示せよ.
② ばねの伸びを γ_1,応力を S_1,ダッシュポットの伸びを γ_2,応力を S_2 とする.フォークトモデル全体でのばねの伸び γ と γ_1,γ_2 の関係,応力 S と S_1,S_2 の関係を示せ.
③ フォークトモデルで応力を一定にした際のひずみと時間の関係を図示せよ.

5-2 粘度計

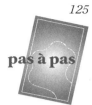

問題 1

流動性の評価方法として，① 食品・医薬品（軟膏など）の硬さ（稠度）の評価に用いられる装置，② 軟膏・化粧品の延び（展延性）の評価に用いられる装置の名称を答えよ．

解答
① ペネトロメーター，カードテンションメーター
② スプレッドメーター

解説

ペネトロメーター：円錐針が侵入した距離を 0.1 mm = 1 単位で表したもので，軟膏であれば 200〜240 が適当．

カードテンションメーター：試料を下方から上昇させ，感圧軸に接触させたのち試料に挿入する．その際の圧力を読み取ることで硬さを評価する．

スプレッドメーター：円柱状に詰めた試料を一定量目盛り板に押し出し，上からガラス板を落とす．広がった試料の半径を目盛り板で読み取る．

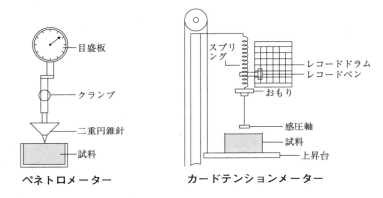

ペネトロメーター

カードテンションメーター

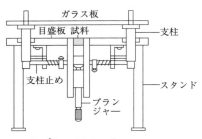

スプレッドメーター

5-2　粘度計　　127

問題2

粘度測定に関する以下の説明でカッコ（　）に適する語句を答えよ.
ニュートン流動を示す流体の粘度は（①）粘度計や（②）粘度計を，非ニュートン流動を示す流体の粘度は（②）粘度計を用いて測定する. 一方，高分子の分子量を評価する方法として（③）粘度測定がある.

解答
①毛細管（ウベローデ（Ubbelohde）型）
②回転（共軸二重円筒形，単一円筒形，円すい-平板形）
③極限

解説

粘度測定法（日局17一般試験法）：試料の粘度を粘度計で測定する.
第1法　**毛細管粘度計法**：ニュートン液体の粘度測定
　　　・ウベローデ型粘度計
　　　（他にもオストワルド型粘度計などがある）
第2法　**回転粘度計法**：ニュートン液体・非ニュートン液体の粘度測定

極限粘度　高分子物質を含む液体の粘度を濃度に対してプロットし，得られた直線の濃度を0に外挿することで得られる粘度. 高分子の分子量分布のめやす.
（局方規定：デキストラン注射液など）$[\eta] = KM^a$
K, a は定数. 極限粘度 $[\eta]$ を求めることで分子量 M が求められる.

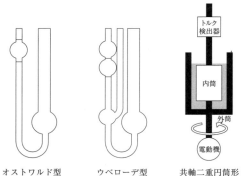
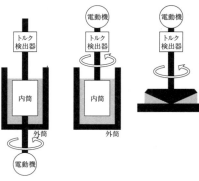

オストワルド型　　ウベローデ型　　共軸二重円筒形　　単一円筒形　　円すい−平板形

毛細管粘度計　　　　　　　　　　**回転粘度計**

Check Point

粘度 $\eta = \dfrac{S}{D}$ （絶対粘度）　物体に働く力

$$\dfrac{\eta}{\eta_0} = \dfrac{d}{d_0}\dfrac{t}{t_0}$$

ニュートン流体（ウベローデ型粘度計）
d：移動距離，t：移動にかかった時間

単位（ポアズ：p）　$1p = 1g/(cm \cdot s) = 10^{-1} Pa \cdot s$
$1cp = 10^{-2}p = 10^{-3} Pa \cdot s = 1 mPa \cdot s$
1cp：20℃の水，20℃のエタノールの粘度
　　　ちなみにマヨネーズは80pくらい

動粘度 $\nu = \dfrac{\eta}{\rho}$　流れの状態　　流体の動きにくさを表す指標
　　ウベローデ型粘度計で直接測定が可能
単位（ストークス：s）　$1cs = 10^{-2}s = 1mm^2/s$（＝20℃の水の動粘度）

演習問題

問 1 次の記述のうち，正しいものはどれか．

1. 液体に加わるせん断応力とせん断速度との間に直線関係が成立する場合のすべてをニュートン流動という．

2. 高分子溶液の極限粘度を測定すれば高分子の分子量を知ることができる．

3. 液体に加わるせん断応力とせん断速度との間に直線関係が成立しない場合をチキソトロピーという．

4. 濃厚な懸濁液に加わるせん断応力とせん断速度との間には，原点を通る直線関係が成立しない．

5. ニュートン流動では，粘度はせん断速度の増加に比例して増加する．

6. 塑性流動には降伏値があり，この値より大きなせん断応力ではせん断速度に無関係に粘度は一定の値である．

7. ダイラタント流動では，粘度はせん断速度の増加とともに減少する．

8. チキソトロピーを示すものでは，流動曲線（レオグラム）の上昇曲線と下降曲線は同一とはならない．

9. ダイラタント流動を示すものでは，流動曲線（レオグラム）の上昇曲線と下降曲線は同一とはならない．

10. 固体含量が 50% 以上のデンプン懸濁液では，ずり速度の増加とともに粗な充塡構造への変化を起こすため粘度は増加する．

11. ニュートン流動体においては，ずり応力を一定に保つと，ずり速度は変化する．

12. 懸濁液ではチキソトロピー性が強いと沈降速度は減少するので，懸濁安定性は良くなる．

13. 動粘度の単位は，mm^2/s である．

14. 毛細管粘度計の測定値からニュートン流体の動粘度を算出する場合，流体の密度の値を必要としない．

15. ニュートン流体がチキソトロピーを示すことはない．

16. ニュートン流体の流動曲線は温度の影響を受けないが，非ニュートン流体の流動曲線は温度の影響を受ける．

17. 粘度の単位としてパスカル秒（Pa・s）またはミリパスカル秒（mPa・s）が用いられる．

18. 毛細管粘度計を用い，粘度および密度既知の液体Aについて毛細管を通って流下するに要する時間を測定したところ，t秒を要した．同一の粘度計を用いて同条件で液体Bを測定したところ，2t秒を要した．両液体の密度にかかわらず液体Bの粘度は液体Aの2倍であるといえる．

19. 非ニュートン液体の粘度測定には回転粘度計法が適用でき，測定装置の1つに共軸二重円筒形回転粘度計（クェット型粘度計）がある．

20. ウベローデ型粘度計は毛細管粘度計の1つであり，動粘度が求められる．

21. 回転粘度計法は，ニュートン液体だけでなく非ニュートン液体に対しても適用できる．

22. ペネトロメーターは，軟膏剤の展延性を測定する装置である．

23. 粘弾性モデルには，マクスウェルモデルとフォークトモデルがあるが，前者はばねとダッシュポットの並列結合，後者は直列結合によって構成されている．

24. スプレッドメーターにより測定された軟膏試料の広がりの距離が大きいほど，その降伏値は大きい．

25. 懸濁液の濃厚水溶液のせん断速度はせん断応力に反比例する．

5-2 粘度計

Check Point

レオロジーに出てくる基礎用語
粘性　　弾性　　粘弾性　　粘性（ニュートン）流動
準(擬)粘性流動　　塑性流動　　準(擬)塑性流動　　構造粘性
ダイラタント流動　　チキソトロピー　　流動曲線（レオグラム）
ずり速度　　ずり応力　　降伏値　　マックスウェルモデル
フォークトモデル　　スプレッドメーター　　ペネトロメーター
カードテンションメーター　　毛細管（ウベローデ型）粘度計
回転粘度計　　極限粘度

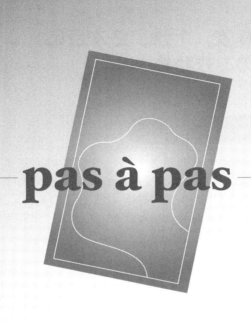

第6章

医薬品の安定性

6-1 0次，1次，2次反応のみきわめ

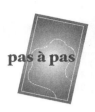

問題 1

初濃度 10 mg/mL の医薬品 A，B の分解過程は，各々下のグラフ I，II で表される．初濃度を 5 mg/mL に変えたとき，A の半減期は（a）日，B の半減期は（b）日となる．a, b の値として最も近い数値の組合せはどれか．ただし，保存条件はすべて同じである．

	a	b
1	2.00	4.25
2	2.25	3.50
3	2.25	3.00
4	4.50	3.00
5	4.50	2.50

解答 3

グラフより医薬品 A は 0 次反応によって分解する．濃度 5 mg/mL のときの時間が 4.5 日，その半分の 2.5 mg/mL のときの時間が 6.75 日と読めるので，初濃度が 5 mg/mL のときの半減期は，6.75 − 4.5 = 2.25 日となる．なお 0 次反応によって分解するので，その半減期は初濃度に比例する．濃度 10 mg/mL のときに半減期が 4.5 日であるから，初濃度が半分の 5 mg/mL になれば半減期も半分になる．4.5/2 =

2.25 日.

グラフより医薬品 B は 1 次反応によって分解する. 濃度 5 mg/mL の ときの時間が 3 日, その半分の 2.5 mg/mL のときの時間が 6 日と読めるので, 半減期は, 6.0 − 3.0 = 3.0 日となる. なお, 1 次反応の半減期は初濃度に依存しないので, グラフのどの時点を読み取っても半減期は同じである (79077).

Check Point

0 次, 1 次, 2 次反応のみきわめ

・0 次反応

    ・半減期は初濃度に比例

    ・$t_{\frac{1}{2}} = \dfrac{[A]_0}{2k}$

    ・濃度が 90% になる時間 t_{90} は半減期の $\dfrac{1}{5}$

    ・$[A] = [A]_0 - kt$

・1 次反応

    ・半減期は初濃度に依存しない

    ・$t_{\frac{1}{2}} = \dfrac{\ln 2}{k} = \dfrac{0.693}{k}$

    ・濃度が 90% になる時間 t_{90} は $\dfrac{0.105}{k}$

    ・$\ln [A] = \ln [A]_0 - kt$

・2 次反応

    ・半減期は初濃度に反比例

    ・$t_{\frac{1}{2}} = \dfrac{1}{[A]_0 k}$

    ・濃度が 90% になる時間 t_{90} は半減期の $\dfrac{1}{9}$

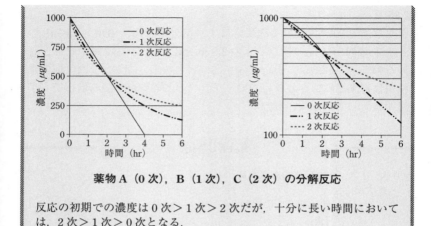

薬物A（0次），B（1次），C（2次）の分解反応

反応の初期での濃度は 0 次＞1 次＞2 次だが，十分に長い時間においては，2 次＞1 次＞0 次となる．

Column

バイト代の半減期

A君はアルバイトで1万円稼いだ．次の日から毎日 1000 円ずつ使ったとき，このバイト代の半減期はどのくらいか？ これは 0 次反応であるから，1万円を初期値とすると 5 日間で 5000 円使うので，半減期は 5 日である．この 5 日目（手持ち 5000 円）からさらに毎日 1000 円ずつ使用したときには，その半分の 2500 円を使うのに 2.5 日かかるので，この場合には半減期は 2.5 日である．このように 0 次反応では初期値によって半減期が異なる．

B君もアルバイトで1万円稼いだ．次の日から毎日，前日の半分ずつ使ったとき，このバイト代の半減期はどのくらいか？ これは 1 次反応であるから，半減期は 1 日である．次の日は半分の 5000 円，その次の日は 2500 円，…となり，いつまでも半減期は変わらない．A君は 10 日目にはバイト代を使い果たすが，B君はまだ 10 円残っていて，理論上はいつまでもなくなることはない．

6-1 0次，1次，2次反応のみきわめ 137

演習問題

問 1 化合物 A の 200℃での分解反応の半減期は初濃度が 1 mol/L のときは 30 分，2 mol/L のときは 15 分であった．この分解反応は 0 次，1 次，2 次反応のうちどれか．

問 2 化合物 A の 200℃での分解反応の半減期は初濃度が 1 mol/L のときは 30 分，2 mol/L のときも 30 分であった．この分解反応は 0 次，1 次，2 次反応のうちどれか．

問 3 化合物 A の 200℃での分解反応の半減期は初濃度が 1 mol/L のときは 30 分，2 mol/L のときは 60 分であった．この分解反応は 0 次，1 次，2 次反応のうちどれか．

問 4 物質 A の濃度が減少するとき，その反応速度は一般に次式で示される．

$$\frac{-d[A]}{dt} = k\,[A]^n$$

n は反応次数，k は反応速度定数，t は時間である．0 次，1 次，2 次反応の反応速度定数 k の次元について，正しい組合せはどれか．

	a	b	c
1	時間$^{-1}$	時間$^{-1}$	時間$^{-1}$
2	濃度・時間$^{-1}$	時間$^{-1}$	濃度・時間$^{-1}$
3	濃度	濃度$^{-1}$・時間$^{-1}$	濃度
4	濃度・時間$^{-1}$	時間$^{-1}$	濃度$^{-1}$．時間$^{-1}$
5	濃度$^{-1}$	濃度・時間$^{-1}$	濃度$^{-1}$

問 5 3 種類の薬物 A，B および C の分解は，それぞれ 0 次，1 次およ

138

び 2 次反応に従う．次の記述のうち，正しいものはどれか．
a.　A の残存量は，時間とともに直線的に減少する．
b.　B の残存量の対数は，時間とともに直線的に減少する．
c.　C の残存量の逆数の対数は，時間とともに直線的に増加する．
d.　いずれの薬物も，その初濃度と半減期が同じ場合，半減期以降での薬物の分解量の最も少ないのは A である．

問 6　薬物 A～D について，それぞれ 3 種類の異なる含量の水性注射剤（2 mL 溶液，アンプル入り）を調製し，それらの 40℃ における経時的安定性を試験した．次の記述のうち，正しいものはどれか．
a.　薬物 A について，初期含量に対する残存率が 90％ となるまでの時間を求めたところ，初期含量に無関係であった．この結果から，薬物 A の分解は 0 次反応であることがわかった．
b.　薬物 B について，初期含量に対する残存率が 90％ となるまでの時間を求めたところ，初期含量に反比例していた．この結果から，薬物 B の分解は 2 次反応であることがわかった．
c.　薬物 C について，初期含量に対する残存率が 50％ となるまでの時間を求めたところ，初期含量に無関係であった．この結果から，薬物 C の分解は 1 次反応であることがわかった．
d.　薬物 D について，初期含量に対する残存率が 50％ となるまでの時間を求めたところ，初期含量の 2 乗に比例した．この結果から，薬物 D の分解は 2 次反応であることがわかった．

問 7　3 種類の薬物（A，B，C：初濃度はいずれも同じ）の分解速度が，みかけ上 0 次（A），1 次（B），2 次（C）反応に従い，しかも，いずれの半減期も 2 時間であるとき，次の記述について，正しいものはどれか．

a.　反応開始1時間後の分解率の大小の順はA＜B＜Cである.

　　b.　4時間後にはAの残存率はゼロとなる.

　　c.　8時間後にはBの残存率は最初の$\frac{1}{16}$となる.

　　d.　それぞれの反応の速度定数の次元は, A［濃度・時間$^{-1}$］, B［時間$^{-1}$］, C［濃度$^{-1}$・時間$^{-1}$］である.

問8　水溶液中において, 薬物Aは1次反応速度式に従い, 薬物Bは0次反応速度式に従って分解する. 濃度C_0の薬物A, Bそれぞれの水溶液を調製して, 一定条件下で保存したところ, 1年後に両者とも濃度が$\frac{1}{2}C_0$となった. さらに, 同一条件で保存し続けたところ, 分解反応が進行し, ある時点で薬物Bの濃度は0になった. その時点での薬物Aの濃度として正しいものはどれか.

1.　0　　　　　2.　$\frac{1}{4}C_0$　　　　3.　$\frac{1}{8}C_0$

4.　$\ln 2C_0$　　5.　$\frac{\ln 2}{2}C_0$

問9　薬物Aの水溶液中（初濃度40 mg/mL）での分解過程について, 時間（hr）に対して濃度C（mg/mL）の常用対数値をプロットしたところ, グラフのようになった. 次の記述について, 正しいものはどれか.

　　a.　分解は0次反応速度式に従っている.

　　b.　反応の半減期は約8時間である.

　　c.　反応速度定数は, 0.1 hr^{-1}である.

　　d.　反応開始から20時間後には, 薬物Aの約99％が分解することが予測される.

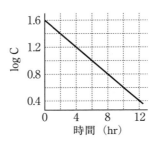

問 10 上記の例題および問を参考にして 0 次,1 次,2 次の反応を区別する問題を作成し,模範解答とともに示せ.

6-2 0次反応

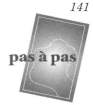

問題1

化合物 A の分解反応の半減期は，初濃度が 1 mol/L のときに 900 日であった．この反応が 0 次反応であるとしたとき，初濃度が 4 mol/L のときの半減期および有効期間を求めよ．またこのときの反応速度定数を求めよ．

解答 3600 日，720 日
5.6×10^{-4} mol/L/day

0 次反応の場合は，半減期は初濃度 $[A]_0$ に比例する．初濃度が 4 倍になれば半減期も 4 倍になる．$4 \times 900 = 3600$ 日（約 9.9 年）．0 次反応では有効期間は半減期の $\frac{1}{5}$ であるから，$\frac{3600}{5} = 720$ 日．反応速度定数 $k = \dfrac{[A]_0}{2 \cdot t_{1/2}} = \dfrac{4}{2 \cdot 3600} \fallingdotseq 0.56 \times 10^{-3}$ mol/L/day

---

Column

0.56×10^{-3} か，5.6×10^{-4} か？

問題1の解答である「0.56×10^{-3}」は「5.6×10^{-4}」と有効数字の桁数も同じであり，数学的には全く等価である．しかしながら物理学や化学では $A \times 10^B$ という表記をするときに，B は3の倍数にすることが好まれる．これは例えば，$1\,g = 10^3\,mg = 10^6\,\mu g$ のように，単位を換算するときや概数を知るときに便利であるからである．

6-2 0次反応

演習問題

問1 化合物 A の分解反応の半減期は，初濃度が 1 mol/L のときに 30 日であった．この反応が 0 次反応であるとしたとき，初濃度が 2 mol/L のときの半減期および有効期間を求めよ．

問2 化合物 A の分解反応の半減期は，初濃度が 8 mol/L のときに 120 日であった．この反応が 0 次反応であるとしたとき，初濃度が 2 mol/L のときの半減期および有効期間を求めよ．

問3 化合物 A の分解反応の半減期は，初濃度が 4 mol/L のときに 70 日であった．この反応が 0 次反応であり，有効期間を 7 日に設定したいときの初濃度を求めよ．

問4 ある化合物の分解反応の半減期は，初濃度が 1 mol/L のときに a 日であった．この反応が 0 次反応であるとしたとき，初濃度が b mol/L の反応速度定数を a と b を用いて示せ．

問5 上記の例題および問を参考にして 0 次反応に関する問題を作成し，模範解答とともに示せ．

6-3 1次反応（1） グラフの書き方，読み方

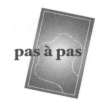

pas à pas

問題1

下表はある薬物の分解反応（1次反応）過程を示したものである．以下の設問に答えよ．計算過程や計算根拠としたポイントをきちんと示すこと．必要であれば対数表を用いてもよい．

X：時間 hr	Y：濃度 mg/L
24	880
36	748
48	556
72	381
96	226
120	122
168	33

対数表

N	ln N	log N
2	0.69	0.30
3	1.10	0.48
5	1.61	0.70
7	1.95	0.85
11	2.40	1.04
13	2.56	1.11
17	2.83	1.23
19	2.94	1.28
23	3.14	1.36
29	3.37	1.46
31	3.43	1.49
37	3.61	1.57
41	3.71	1.61
43	3.76	1.63
47	3.85	1.67
51	3.93	1.71
53	3.97	1.72
57	4.04	1.76
59	4.08	1.77
61	4.11	1.79
67	4.20	1.83
71	4.26	1.85
73	4.29	1.86

① この時間と濃度の関係を片対数方眼紙に記せ.
② ① のグラフの関係から近似直線（フィッティング）を引き，その直線を濃度軸（縦軸）にまで延長して時間ゼロにおける薬物濃度（初期濃度）[A]₀ を求めよ.
③ ② の直線上の任意の2点をとり，直線の傾きからこの分解反応の速度定数 k を算出せよ.
④ この分解反応の濃度推移を時間の関数の式 $C = Ae^{-kt}$ で示せ. ただし，C は濃度，t は時間，e は自然対数の底（ネイピア数）である.
⑤ k から半減期を求めよ.
⑥ グラフの直線上の任意の点とそのときの半分の濃度の点から半減期を求め，⑤ で算出した半減期と比較せよ.
⑦ この薬物の有効期間 t_{90} はいくらか.

解答

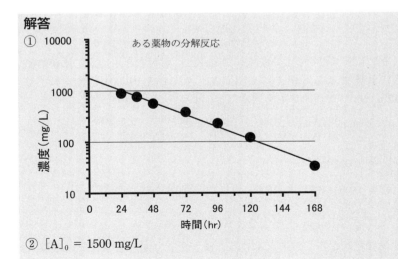

② [A]₀ = 1500 mg/L

146

③ 例えば，$(X_1, Y_1) = (48, 530)$，$(X_2, Y_2) = (120, 110)$ のポイントを選んだとしよう．

$$k = -2.303 \frac{\log Y_1 - \log Y_2}{X_1 - X_2} = -2.303 \frac{\log 530 - \log 110}{48 - 120} = -2.303 \times$$

$$\frac{0.68}{-72} \fallingdotseq 0.022 \text{ hr}^{-1}$$

なお，$\log 530 - \log 110 = \log 53 + \log 2 + \log 5 - (\log 11 + \log 2 + \log 5) = \log 53 - \log 11 = 1.72 - 1.04 = 0.68$

速度定数に単位（時間$^{-1}$）をつけることを忘れないこと．

表に示された値，例えば $(X_1, Y_1) = (48, 556)$ などをそのまま用いないこと．

自然対数を用いるのであれば，

$$k = -\frac{\ln Y_1 - \ln Y_2}{X_1 - X_2} = -\frac{\ln 530 - \ln 110}{48 - 120} = -\frac{1.57}{-72} \fallingdotseq 0.022 \text{ hr}^{-1}$$

なお，$\ln 530 - \ln 110 = \ln 53 + \ln 2 + \ln 5 - (\ln 11 + \ln 2 + \ln 5) = \ln 53 - \ln 11 = 3.97 - 2.40 = 1.57$

ポイントを"切りのよい濃度"で選ぶと，対数表を用いずに比較的簡単に計算できる．例えば，$(X_1, Y_1) = (18.5, 1000)$，$(X_2, Y_2) = (125, 100)$ のポイントを選んだとしよう．

$$k = -2.303 \frac{\log Y_1 - \log Y_2}{X_1 - X_2} = -2.303 \frac{\log 1000 - \log 100}{18.5 - 125} = -2.303 \times$$

$$\frac{1}{106.5} \fallingdotseq 0.022 \text{ hr}^{-1}$$

④ $C = 1500 \, e^{-0.022t}$ （mg/L）

⑤ $t_{1/2} = \frac{\ln 2}{k} = \frac{0.69}{0.022} = 31.4 \text{ hr}$

⑥ 速度定数から半減期を求める方法が正式だが，グラフを読み取っ

6-3 1次反応(1) グラフの書き方,読み方

て半減期を検算してみることも必要である.任意の点とその濃度の半分の濃度の点を読み取ると31から32 hr程度になることを確認してほしい.

⑦ 有効期間 t_{90} は薬物残量がもとの量の90%にまで減少するまでの時間であり,1次反応においては,$t_{90} = \dfrac{0.105}{k}$ で与えられる.

$$t_{90} = \dfrac{0.105}{k} ≒ 4.8 \text{ hr}$$

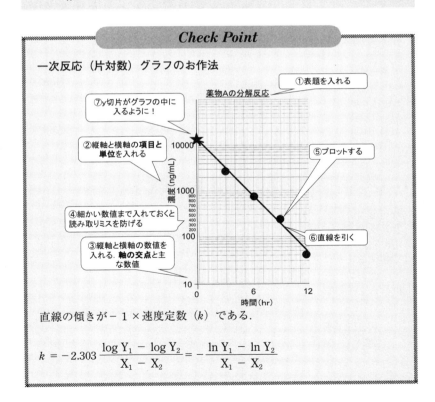

直線の傾きが $-1 \times$ 速度定数 (k) である.

$$k = -2.303 \dfrac{\log Y_1 - \log Y_2}{X_1 - X_2} = -\dfrac{\ln Y_1 - \ln Y_2}{X_1 - X_2}$$

Column

なぜ 2.303 なのか？
物理薬剤学では覚えるべきいくつかの"定数"がある．0.693 は $\ln 2$，0.105 は $-\ln 0.9$ なので比較的理解しやすいが，自然対数を常用対数に変換するときに使用される"2.303"はなんなのか？

$$\ln Y = q \times \log Y$$

$$q = \frac{\ln Y}{\log Y} = \frac{\log_e Y}{\log Y} = \frac{\dfrac{\log Y}{\log e}}{\dfrac{\log Y}{\log 10}} = \frac{\log 10}{\log e} = \frac{1}{0.434} = 2.303$$

6-3 1次反応（1） グラフの書き方，読み方　　　*149*

演習問題

下表はある薬物の分解反応（1次反応）過程を示したものである．この時間と濃度の関係を片対数方眼紙に記し，反応速度定数 k および半減期 $t_{\frac{1}{2}}$ を求めよ．必要であれば対数表を用いてもよい．

問 1

X：時間	Y：濃度
year	mg/L
2	880
3	850
5	770
10	580
15	380
20	290
25	250
30	140

問 2

X：時間	Y：濃度
min	g/L
28	722
33	730
80	310
168	72
270	15
380	2.2
490	0.4
580	0.05

150

問3

X：時間	Y：濃度
day	μg/L
2	1550
3	1380
5	1230
10	796
15	512
20	388
25	252
30	151

問4

X：時間	Y：濃度
hr	g/L
0.04	1200
0.08	1200
0.12	1052
0.15	1080
0.2	1020
0.5	750
0.8	633
1.1	462

問5

X：時間	Y：濃度
hr	ng/mL
0.4	820
0.5	721
0.75	521
1	392
2	91.4
3	28.7
4	5.2
5	1.2

6-4　1次反応（2）

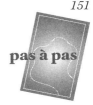

問題 1

ある薬品が1次反応に従って分解する．その半減期が693日である．以下の設問に答えよ．ただし温度は一定とし，$\ln 2 = 0.693$, $\ln 0.9 = -0.105$, $\ln 0.8 = -0.223$ とする．
1) この薬品の分解速度定数 k を求めよ．
2) この薬品の有効期間（t_{90}）を求めよ．
3) この薬品が20%分解するまでの日数を求めよ．

解答

1) $1.00 \times 10^{-3}\,\text{day}^{-1}$

1次反応において，半減期 $t_{1/2}$ と分解速度定数 k には次の関係がある．

$$t_{1/2} = \frac{\ln 2}{k} \quad \text{あるいは} \quad k = \frac{\ln 2}{t_{1/2}}$$

$\ln 2 \fallingdotseq 0.693$，また k の単位は時間の逆数（day^{-1}, hr^{-1} など）である．

よって　$k = \dfrac{0.693}{693} = 0.001\,\text{day}^{-1} = 1.00 \times 10^{-3}\,\text{day}^{-1}$

2) 105 日

1次反応において，時間 t における残存薬物量 [A] は次式のように表される．

$[A] = [A]_0 \cdot e^{-kt}$

またはこれを変換して，

$\ln [A] = \ln [A]_0{}^{-kt}$　あるいは　$\log [A] = \log [A]_0 - \dfrac{kt}{2.303}$

ここで，$[A]_0$ は時間 0 における薬物量，e は自然対数の底（ネイピア数），2.303 は自然対数と常用対数の間の変換に用いる係数である．
有効期間（t_{90}）とは残存薬物量が 90 % になるまでの時間である．$[A]_0$ を 1（100 %）とおくと，残存薬物量は 0.9（90 %）とおけるので，

$0.9 = 1 \cdot e^{-0.001 \cdot t}$

$\ln 0.9 = -0.001 \cdot t$

よって　$t = \dfrac{-0.105}{-0.001} = 105$ 日

なお $\ln 2 = 0.693$，$\ln 0.9 = -0.105$ および 2.303 は暗記するべき数字である．

3）223 日
20 % が分解するのだから 80 %（0.8）が残存することとなる．

$0.8 = e^{-kt} = e^{-0.001t}$

$\ln 0.8 = -0.001\,t$

$t = \dfrac{-0.223}{-0.001} = 223$ 日

6-4 1次反応 (2) *153*

演習問題

問1 ある医薬品 (A) が特定の条件下で1次反応に従って分解するときの分解速度定数が $0.231\ \mathrm{hr}^{-1}$ であるとき，この条件における A の半減期を求めよ．

問2 ある薬品が1次反応に従って分解する．その半減期が500日であるとき，この薬品の分解速度定数 k を求めよ．

問3 ある薬品が1次反応に従って分解する．その半減期が500日であるとき，この薬品の t_{90} を求めよ．ただし温度は一定とする．

問4 ある薬品が1次反応に従って分解する．その半減期が500日であるとき，この薬品の残存量が95%まで低下する日数を求めよ．ただし温度は一定とし，$\ln 2 = 0.693$，$\ln 100 = 4.605$，$\ln 95 = 4.553$ とする．

問5 ある医薬品 (A) が特定の条件下で1次反応に従って分解するとき，この条件における A の半減期が231時間であったとすると，30%が分解する時間 (hr) を求めよ．ただし初期の分解量は0とし，$\ln 2 = 0.693$，$\ln 0.7 = -0.357$ とする．

問6 ある医薬品 (A) が特定の条件下で1次反応に従って分解するとき，この条件における A の半減期が231時間であったとすると，30%が分解する時間 (hr) を求めよ．ただし初期の分解量は0とし，$\log 0.7 = -0.155$ とする．

問7 ある医薬品 (A) が特定の条件下で1次反応に従って分解するとき，この条件における A の半減期が693時間であったとすると，

20%が分解する時間（日）を求めよ．ただし初期の分解量は0とし，log 2 = 0.301 とする．

問8 ある医薬品（A）が特定の条件下で1次反応に従って分解するとき，この条件におけるAの半減期が23.1年であったとすると，1年経過したときの残存率を求めよ．ただし初期の分解量は0とし，$e^{-0.03}$ = 0.97 とする．

問9 上記の例題および問を参考して，ある医薬品が1次反応に従って分解するときの分解速度定数や半減期，有効期間を求める問題を作成し，模範解答とともに示せ．

問10 上記の例題および問を参考して，ある医薬品が1次反応に従って分解するときの任意の残存量に達する時間，あるいは任意の時間における残存量を求める問題を作成し，模範解答とともに示せ．

6-5 2次反応

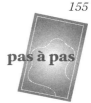

問題 1

化合物 A の分解反応の半減期は，初濃度が 1 mol/L のときに 900 日であった．この反応が 2 次反応であるとしたとき，初濃度が 4 mol/L のときの半減期および有効期間を求めよ．またこのときの反応速度定数を求めよ．

解答 225 日，25 日，1.1×10^{-3} L/(mol·day)

2 次反応の場合は，半減期は初濃度 $[A]_0$ に反比例する．初濃度が 4 倍になれば半減期は $\frac{1}{4}$ 倍になる．$\frac{900}{4} = 225$ 日．2 次反応では有効期間は半減期の $\frac{1}{9}$ であるから，$\frac{225}{9} = 25$ 日．反応速度定数 $k = \frac{1}{t_{1/2} [A]_0}$

$= \frac{1}{225 \times 4} \fallingdotseq 1.1 \times 10^{-3}$ L/(mol·day)

演習問題

問1 化合物Aの分解反応の半減期は，初濃度が1 mol/Lのときに30日であった．この反応が2次反応であるとしたとき，初濃度が2 mol/Lのときの半減期および有効期間を求めよ．

問2 化合物Aの分解反応の半減期は，初濃度が8 mol/Lのときに120日であった．この反応が2次反応であるとしたとき，初濃度が2 mol/Lのときの半減期および有効期間を求めよ．

問3 物質Xが物質Yへと変化する反応が2次反応速度式に従うとする．この反応に関する記述のうち，正しいものはどれか．
a. 反応速度はXの濃度とYの濃度との積に比例する．
b. 反応温度が一定のとき，Xの半減期はXの初濃度に逆比例する．
c. 反応速度定数kの次元は（時間）$^{-1}$である．
d. Xの濃度の逆数は時間とともに直線的に増加する．

問4 薬物Aの分解はAの2次反応である．いま，薬物Aの初濃度C_0を種々変化させて半減期$t_{1/2}$を実験的に求め，その対数値を$\log C_0$に対してプロットしたとき，正しい図は1〜5のどれか．

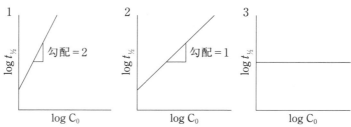

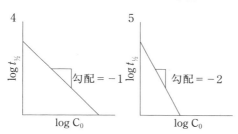

問5 化合物 A の 25°C での分解反応は 2 次反応である．A の初濃度が 0.2 mol/L のとき，20 秒で 50% が分解した．この反応の反応速度定数 [L/(mol·s)] はいくらか．

1. 0.13　　2. 0.25　　3. 0.50　　4. 1.0　　5. 4.0

6-6 擬0次反応，複合反応 pas à pas
（逐次反応，可逆反応，併発反応）

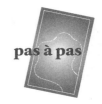

問題1

ある薬物の水溶液中における分解の1次速度定数は 0.05 hr^{-1} で，溶解度は 1 g/100 g である．溶解速度が分解速度に比べて十分に速い状態において，この薬物 200 mg を 5 mL の水に懸濁させ，分解物の生成を時間の関数としてモニターしたところ，最初は直線的に増加したが，〔　〕時間をすぎると，分解物の生成はその直線からずれた．
〔　〕の中に入れるべき数値は次のどれか．
1. 10　　2. 20　　3. 40　　4. 60　　5. 80

解答　4

ある薬物が溶液中に懸濁しており，一部が溶解している状況で，溶解している薬物だけが1次反応で分解し，しかも溶解速度が分解速度よりも十分に速い場合，分解した分だけ懸濁している薬物が速やかに溶解する．このような場合，残存している薬物量（溶解＋懸濁）はみかけ上0次反応によって減少する．これを擬0次反応と呼び，1次の速度定数を k_1 とすると，擬0次反応の速度定数は，$k_0 = k_1 \times C_0$ で表される．また任意の時間 t における薬物量は0次反応であるので，$C = C_0 - k_0 \cdot t$ で表される．

この問題では，溶解度は 1 g/100 g であるから，5 mL の水には 50 mg

の薬物 $\left(\frac{50}{5} = 10 \text{ mg/mL} : C_0\right)$ が溶解しており，残りの $200 - 50 = 150$ mg $\left(\frac{150}{5} = 30 \text{ mg/mL}\right)$ が懸濁していることになる．この懸濁している薬物がなくなるまで0次反応で分解が進行し，分解物は直線的に増加するが，それ以降は1次反応で分解が進行する．つまり，30 mg/mL の薬物がなくなるまでの時間を求めればよい．

$k_0 = 0.05 \times 10 = 0.5 \text{ hr}^{-1} \cdot \text{mg/mL}$

0次反応における薬物残存量は，$C = C_0 - k_0 \cdot t$ で表されるので，$C_0 = \frac{200}{5} = 40$ mg/mL，$C = 10$ mg/mL を代入すると，$t = \frac{30}{0.5} = 60$ hr となる（90022）．

Check Point

擬0次反応

薬物が溶液中に懸濁溶解していて，溶解している薬物だけが1次反応で分解し，分解した分だけ懸濁している薬物が速やかに溶解する場合，残存している薬物量（溶解＋懸濁）はみかけ上0次反応によって減少する．懸濁している薬物がなくなった段階から1次反応となる．

1次の速度定数を k_1 とすると，擬0次反応の速度定数は，$k_0 = k_1 \times C_0$．
時間 t における薬物量は，$C = C_0 - k_0 \cdot t$．

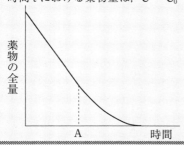

問題2

反応速度に関する次の記述について，正しいものはどれか．ただし，文中のkは速度定数を表す．

a. 可逆反応 $A \underset{k_2}{\overset{k_1}{\rightleftarrows}} B$ において，

反応の平衡定数Kが，$K = \dfrac{[B]_{eq}}{[A]_{eq}}$ と定義されるとき $K = \dfrac{k_1}{k_2}$ で表される．
ただし，$[A]_{eq}$, $[B]_{eq}$ は反応が平衡に達したときのA，Bの濃度である．

b. 併発反応 $A \overset{k_1}{\underset{k_2}{\diagdown}} \begin{smallmatrix} B \\ C \end{smallmatrix}$ において，

Aに関する微分形速度式は $-\dfrac{d[A]}{dt} = (k_1 + k_2)[A] = k[A]$

で表されるから，B，Cの時間 t における濃度は $[B] = \dfrac{k_1}{k}$

$[A]_0 (1 - e^{-kt})$, $[C] = \dfrac{k_2}{k}[A]_0 (1 - e^{-kt})$ になる．ただし，$[A]_0$ はAの初濃度である．

c. 連続反応 $A \overset{k_1}{\rightarrow} B \overset{k_2}{\rightarrow} C$ において，

Bに関する微分形速度式は $\dfrac{d[B]}{dt} = k_1 \cdot [B] - k_2 \cdot [C]$ で表される．

d. 基質Sが生成物Pとなる過程で酵素Eと基質Sが速やかに

6-6 擬 0 次反応，複合反応（逐次反応，可逆反応，併発反応）　　*161*

複合体を生成する反応：

$E + S \underset{k_2}{\overset{k_1}{\rightleftarrows}} (E{\cdot}S) \overset{k_3}{\rightarrow} P$ において，Michaelis − Menten の式は，

複合体（E·S）が反応中一定の濃度を保ち，S の濃度よりもきわめて小さいという仮定の下で成り立つ．

解答　a, b, d が正しい.

a. 正しい. B の生成速度は k_1 [A]，A の生成速度は k_2 [B] で表される. 平衡においては両者は等しくなるから，k_1 [A]$_{eq}$ = k_2 [B]$_{eq}$

$K = \dfrac{[B]_{eq}}{[A]_{eq}} = \dfrac{k_1}{k_2}$

b. 正しい. A, B, C の時間的変化は微分方程式を解いて表される. B の変化は，$\dfrac{dB}{dt} = k_1$ [A] $= k_1$ [A]$_0 \cdot e^{-kt}$　C の変化についても同様.

c. 誤り. B に関する微分方程式は，$\dfrac{d\,[B]}{dt} = k_1$ [A] $- k_2$ [B]

d. 正しい.

（79079）

Check Point

複合反応の速度式

反応の種類	反応系	微分型速度式	積分型速度式を示すグラフ
逐次反応	$A \xrightarrow{k_1} B \xrightarrow{k_2} C$	$\dfrac{d[A]}{dt} = -k_1[A]$ $\dfrac{d[B]}{dt} = k_1[A] - k_2[B]$ $\dfrac{d[C]}{dt} = k_2[B]$	
併発反応	$A \begin{array}{c} \xrightarrow{k_1} B \\ \xrightarrow{k_2} C \end{array}$	$\dfrac{d[A]}{dt} = k_1[A] - k_2[A]$ $\quad = -(k_1 + k_2)[A]$ $\dfrac{d[B]}{dt} = k_1[A]$ $\dfrac{d[C]}{dt} = k_2[A]$	
可逆反応	$A \underset{k_2}{\overset{k_1}{\rightleftarrows}} B$	$\dfrac{d[A]}{dt} = k_1[A] - k_2[B]$ $\quad = -(k_1 + k_2)[A]$ $\qquad + k_2[A]_0$ $[A]_0 = [A] + [B]$ 平衡時の濃度:$[A]_{eq}$, $[B]_{eq}$	

演習問題

問1 アスピリンの加水分解は，水溶液の場合擬1次反応過程に従うが，懸濁した場合はみかけ上0次反応過程に従うことが知られている．いま，微細にしたアスピリン結晶を水に懸濁し，一定温度に加温し，残存するアスピリンの全量を測定したところ，Aの時点までは直線的に減少し，次の図のような結果が得られた．

この結果から下記の記述について，正しいものはどれか．

a. A点まで直線となるのは，固体のアスピリンが溶解する速度と，溶解しているアスピリンが析出する速度が等しいからである．

b. A点でアスピリンの固体は液中から消失した．

c. A点までは，固体のアスピリンの加水分解の方が，溶解しているアスピリンの加水分解より速いため，みかけ上0次速度過程に従うような結果となる．

d. A点から固体のアスピリンも，溶解しているアスピリンも，擬1次速度過程に従って加水分解しはじめた．

e. A点まで直線となるのは，溶解しているアスピリンが加水分解して消失する分，固体のアスピリンが溶解して飽和濃度を保つからである．

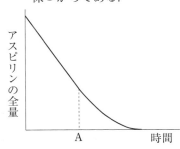

問 2 ある薬物 1.25 g を水 0.10 L に懸濁し，一定温度下で全薬物濃度 C を測定したところ，図 1 に示すように実験開始 5 時間後までは直線的に減少した．C の値を時間に対して片対数プロットしたところ，図 2 に示すように 5 時間以降は直線となった．懸濁粒子の粒子径を変えて実験しても同じ実験結果が得られた．この実験に関する記述のうち，正しいものはどれか．ただし，ln 2 = 0.69 とする．

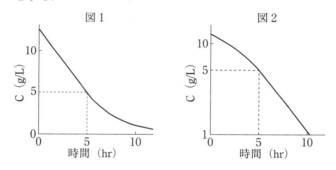

a. 実験開始 5 時間までは分解速度が溶解速度に比べて速い．
b. 実験開始 5 時間以降の分解は 1 次速度過程に従い，その 1 次速度定数は 0.05 hr^{-1} である．
c. この薬物の水に対する溶解度は 5.0 g/L である．
d. C が 1.25 g/L になるのは，実験開始 9.6 時間後である．

問 3 反応速度に関する次の記述について，正しいものはどれか．
a. 温度一定の条件下，A → P への反応で，P の濃度の増加速度が A の濃度に依存しないことがある．このような反応を 0 次反応と呼ぶ．
b. 物質 A と B の間に平衡が成り立ち，その反応が正逆ともに 1 次反応である場合，正反応の速度定数 k_1 と逆反応の速度定数 k_2 とは常に等しい．

6-6 擬0次反応，複合反応（逐次反応，可逆反応，併発反応）　　*165*

c. 2つの素反応からなる逐次反応

$$A \overset{k_1}{\to} B \overset{k_2}{\to} C$$

において，反応速度定数が $K_1 \ll K_2$ のとき，B → C が常に律速段階となる．

問4 化学反応に関する次の記述について，正しいものはどれか．

a. 反応物 A と B が生成物 C と D になるとき，その反応には必ず遷移状態が存在する．

b. 可逆反応においては，正反応と逆反応の活性化エネルギーは常に等しい．

c. 活性化エネルギーが大きいと，その化学反応は吸熱反応となる．

d. 触媒の添加で活性化エネルギーが変化するのは，素反応が異なるためである．

問5 化学反応に関する次の記述について，正しいものはどれか．

a. 2つの不可逆的な一次反応からなる逐次反応 A → B → C の進行途中において，B の濃度が A の濃度よりも大となることがある．

b. 可逆的な一次反応 P ⇄ Q が平衡に達すると必ず P の濃度と Q の濃度は等しくなる．

c. X から Z への多段階反応 X → … → Z の反応速度は，そこに含まれている素反応のうち，最も速く進行する反応できまる．

d. 素反応の反応速度は，活性化エネルギーのみによって定まる．

問6 次の記述の ［　］ に入れるべき数値の正しいものはどれか．

反応開始時には化合物Aのみが存在しており，可逆反応によって化合物Bを生じる．この正逆両反応とも一次反応で進行している．

$$A \underset{k_{-1}}{\overset{k_1}{\rightleftarrows}} B$$

このAとBの濃度の時間変化を下図に示している．この反応の速度定数k_1は [a] min^{-1} であり，k_{-1} は [b] min^{-1} である．ただし，$\ln 2 = 0.693$ とする．

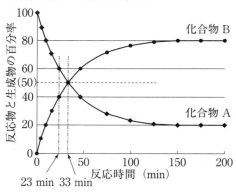

	a	b
1	0.011	0.011
2	0.017	0.004
3	0.004	0.017
4	0.015	0.015
5	0.024	0.006
6	0.006	0.024

6-7 反応速度に影響する因子：温度

問題 1

図は2種類の薬物AおよびBの分解反応について種々の温度Tで速度定数kを測定し，横軸$\frac{1}{T}$に対して縦軸に$\ln k$の値をプロットしたものである．次の記述について，正しいものはどれか．

a. このプロットはアレニウスプロットと呼ばれる．
b. グラフのy（縦軸）切片から頻度因子が求まる．
c. 温度が上昇すると，AおよびBの分解反応の速度定数は減少する．
d. 温度T_0より高温ではAの方がBよりも安定である．
e. Aの分解反応の活性化エネルギーはBより大きい．

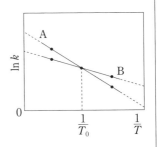

解答 a, b, eが正しい．
アレニウスの式を問う基本的な問題

解説

速度定数 k に関するアレニウスの式 $k = Ae^{-\frac{E_a}{RT}}$　A は頻度因子，E_a は活性化エネルギー，R は気体定数（1.987 cal/deg/mol），T は絶対温度である．この両辺の自然対数をとると，$\ln k = \ln A - \dfrac{E_a}{R} \cdot \dfrac{1}{T}$ となり，$\dfrac{1}{T}$ を横軸に，$\ln k$ を縦軸にとると，アレニウスプロットは傾きが $-\dfrac{E_a}{RT}$，縦軸切片が $\ln A$ の右下がりの直線となる．

a. 正しい．

b. 正しい．

c. 誤り．温度が上昇すると，横軸の $\dfrac{1}{T}$ は減少するので，$\ln k$ は上昇する．つまり速度定数 k は増大し，反応速度は速まる．

d. 誤り．T_0 よりも高温ということは $\dfrac{1}{T_0}$ よりも左側の領域であり，ここでは A の $\ln k$ のほうが高い．つまり反応速度が速いので不安定である．

e. 正しい．傾きが $-\dfrac{E_a}{R}$ を表している．A のほうが傾きが大きいので，活性化エネルギー E_a が大きい．

（93022）

Check Point

速度定数 k に関するアレニウスの式 $k = Ae^{-\frac{E_a}{RT}}$　$\ln k = \ln A - \dfrac{E_a}{R} \cdot \dfrac{1}{T}$　A は頻度因子，E_a は活性化エネルギー，R は気体定数，T は絶対温度．$\dfrac{1}{T}$ を横軸に，$\ln k$ を縦軸にとると，傾きが $-\dfrac{E_a}{R}$，縦軸切片が $\ln A$ の右下がりの直線となる．

演習問題

問1 医薬品の安定性に関する次の記述について，正しいものはどれか．

a. 医薬品の分解反応の半減期は，反応次数に関わらず反応物質の初濃度の影響を受けない．

b. 活性化エネルギーの大小関係がわかっても，高温条件下の分解速度の大小から，室温での安定性の優劣が推測できるとは限らない．

c. 反応液のpHを一定に保つ目的で緩衝液を用いるが，緩衝液中の電解質が特殊酸塩基触媒として働き，分解反応を促進することがある．

d. 懸濁液中の医薬品粒子の溶解速度が分解速度に比べて遅い場合には，その医薬品の分解速度は，粒子径の影響を受けることになる．

問2 反応速度に関係する下図についての記述について，正しいものはどれか．ただし，触媒の有無によって頻度因子は変わらないものとする．

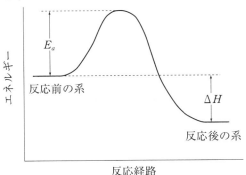

a. この反応は吸熱反応である.
b. この反応が自発的に進行するとき,反応後の系の自由エネルギーは反応前の系に比べて低下している.
c. 触媒の添加によって反応速度が大きくなるのは,E_aの値が増加するためである.
d. 触媒を添加するとΔHの値は増加する.

問3 反応速度に関係する下図についての記述のうち,正しいものはどれか.ただし,頻度因子は変わらないものとする.

a. 活性化エネルギーE_aが大きいほど,いずれの温度においても反応速度定数は大きくなる.
b. 触媒を加えるとΔHは小さくなる.
c. 触媒を加えるとE_aは小さくなる.
d. この反応は発熱反応である.

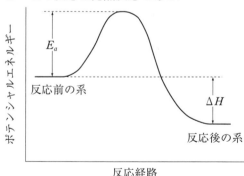

問4 アレニウスの式における分解反応速度定数kと絶対温度Tの関係は,
$$k = Ae^{-\frac{E_a}{RT}}$$
で示される(A:定数,E_a:活性化エネルギー).これに関する

記述について,正しいものはどれか.

a. 縦軸に k,横軸に T をプロットすると右下がりの曲線を描く.
b. A は k と同じ単位を有し,頻度因子と呼ばれる.
c. 0～2次反応のいずれにおいても,E_a の値はそれぞれの半減期と温度の関係から求めることができる.
d. 2種類の化合物の E_a が同じ値をとる場合,高温でより安定な化合物は低温でも安定であるとはかぎらない.
e. R は気体定数で,RT は1モルあたりのエネルギーである.

問5 反応の進行に伴うエネルギー変化に関する記述について,正しいものはどれか.

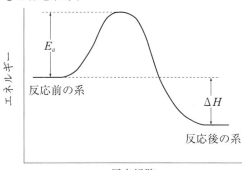

a. 反応速度定数 k がアレニウスの式に従う場合,k と活性化エネルギー E_a は $\dfrac{d \ln k}{dT} = -\dfrac{E_a}{RT^2}$ で関係づけられる.
b. E_a の値は,0,1,2次反応のいずれの場合でも,反応速度定数と反応温度との関係式から求めることができる.
c. 反応熱 ΔH の値が大きいほど,その平衡状態は反応温度の低下とともに反応前の系に傾く.

172

d. 標準自由エネルギーが反応前より反応後の系で小さい場合，平衡は反応前の系に傾いている．

問6 アレニウスの式における分解反応速度定数 k と絶対温度 T の関係は，$k = Ae^{-\frac{E_a}{RT}}$ で表される（A：定数，E_a：活性化エネルギー，R：気体定数）．
これに関する記述のうち，正しいものはどれか．

a. k は温度の上昇とともに指数関数的に減少する．

b. アレニウスプロット（縦軸に $\ln k$，横軸に $\frac{1}{T}$ をプロット）をすると右下がりの直線となり，その傾きが E_a の値である．

c. 定数 A はアレニウスプロットの y 切片より求めることができ，k と同じ単位をもつ．

d. 一般に E_a の値が大きいと分解速度は小さい．

問7 ある薬物の苛酷試験を 50℃，70℃，90℃で行い，アレニウス式に基づいて，その分解反応速度定数 k の自然対数と絶対温度 T との関係をプロットすると図のようになった．図中の回帰直線は，$\ln k = 20.5 - 8,400 \cdot \frac{1}{T}$ であった．このときの分解反応の活性化エネルギー（J/mol）に最も近い値はどれか．ただし，アレニウス式は $k = Ae^{-\frac{E_a}{RT}}$ で表され，A は頻度因子，E_a は活性化エネルギー，R は気体定数である．また R は 8.3 J/(K·mol) とする．

1. 1.1×10^4
2. 3.6×10^4
3. 4.5×10^4
4. 5.5×10^4
5. 7.0×10^4

6-7 反応速度に影響する因子：温度

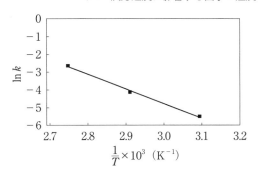

問 8 ある薬物は一次速度過程に従って分解し，その半減期 $t_{1/2}$ と絶対温度 T との関係をプロットすると下図のようになった．温度が 13℃ から 30℃ に上昇したとき，反応速度は約何倍に増加するか．ただし，必要ならば $10^{\frac{1}{2}} = 3.16$ として計算せよ．

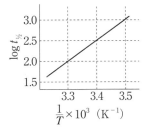

6-8 反応速度に影響する因子：pH

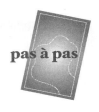

問題 1

水溶液中の分解 1 次速度定数が次式で表される薬物がある．

$$k = k_H [H^+] + k_{OH} [OH^-]$$

ここで，k_H は水素イオンによる触媒定数，k_{OH} は水酸化物イオンによる触媒定数である．

$k_H = 1.0 \times 10^2$ L/mol·hr，$k_{OH} = 1.0 \times 10^4$ L/mol·hr および水のイオン積 $K_w = 1.0 \times 10^{-14}$ とすれば，この薬物を最も安定に保存できる pH はどれか．

 1. 9.0   2. 8.0   3. 7.0   4. 6.0   5. 5.0

解答 4

解説

水溶液中の分解 1 次速度定数が $k = k_H [H^+] + k_{OH} [OH^-]$ で表される場合，最も安定に存在できる条件では $pH = 7 + \dfrac{1}{2} \log \dfrac{k_H}{k_{OH}}$ が成立する．$pH = 7 + \dfrac{1}{2} \log \dfrac{1.0 \times 10^2}{10 \times 10^4} = 6$ よって解答は 4．

6-8 反応速度に影響する因子：pH

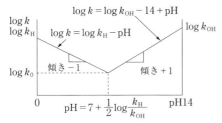

k_0：反応速度が最小になるときの速度定数

水素イオンによってのみ触媒される酸触媒反応は，$k = k_H [H^+]$ で表され，両辺の対数をとると，$\log k = \log k_H + \log [H^+] = \log k_H - \mathrm{pH}$ となる．この反応はpHの減少（酸の増加）に伴って反応速度が増大する．溶液のpHを横軸に，速度定数kの対数を縦軸にしてプロットすると勾配が-1の直線が得られる．一方，水酸化物イオンによってのみ触媒される塩基触媒反応は，$k = k_{OH} [OH^-]$ で表され，両辺の対数をとると，$\log k = \log k_{OH} + \log [OH^-] = \log k_{OH} + \log \dfrac{K_w}{[H^+]} = \log k_{OH} + \log K_w - \log [H^+] = \log k_{OH} - 14 + \mathrm{pH}$ となる．この反応は，pHの増大（酸の減少）に伴って反応速度が増大する．溶液のpHを横軸に，速度定数kの対数を縦軸にしてプロットすると勾配が$+1$の直線が得られる．反応速度定数が$k = k_H [H^+] + k_{OH} [OH^-]$ で表される，水溶液中の酸でも塩基でも触媒される反応の場合，酸および塩基の影響が最小のときにkが最小になる．すなわち，式$\log k = \log k_H - \mathrm{pH}$ と $\log k = \log k_{OH} - 14 + \mathrm{pH}$ の交点でのpHのときに最も安定となる．この2つの式の交点は，$\log k_H - \mathrm{pH} = \log k_{OH} - 14 + \mathrm{pH}$，つまり $\mathrm{pH} = 7 + \dfrac{1}{2} \log \dfrac{k_H}{k_{OH}}$ が導かれる（91022）．

（別解1）
式を整理すると，

176

$$k = k_H \, [H^+] + k_{OH} \, [OH^-] = k_H \, [H^+] + k_{OH} \cdot \frac{K_w}{[H^+]}$$

$k_H = 1.0 \times 10^2$ L/mol·hr, $k_{OH} = 1.0 \times 10^4$ L/mol·hr を代入し，$[H^+]$ に選択肢に相当する数値を代入して計算すれば，どの pH が最も安定かがわかる．しかし，k が低いほど安定に保存できるわけであるから，$k_H < k_{OH}$ であることから，酸性のほうがより安定であることがわかるので，pH 6 と pH 5 を比較すればよい．

pH 6 の場合 $[H^+] = 1 \times 10^{-6}$, $\dfrac{K_w}{[H^+]} = 1 \times 10^{-8}$

$k = k_H \, [H^+] + k_{OH} \cdot \dfrac{K_w}{[H^+]} = (1.0 \times 10^2) \cdot (1 \times 10^{-6}) + (1.0 \times 10^4) \cdot (1 \times 10^{-8}) = (1 \times 10^{-4}) + (1 \times 10^{-4}) = 2 \times 10^{-4}$ (1/hr)

pH 5 の場合 $[H^+] = 1 \times 10^{-5}$, $\dfrac{K_w}{[H^+]} = 1 \times 10^{-9}$

$k = k_H \, [H^+] + k_{OH} \cdot \dfrac{K_w}{[H^+]} = (1.0 \times 10^2) \cdot (1 \times 10^{-5}) + (1.0 \times 10^4) \cdot (1 \times 10^{-9}) = (1 \times 10^{-3}) + (1 \times 10^{-5}) = 10.1 \times 10^{-4}$ (1/hr)

よって pH 6 のほうが k の値が小さいため，安定に保存できる．

（別解 2）

$$k = (1.0 \times 10^2) \, [H^+] + \frac{(1.0 \times 10^4) \, (1.0 \times 10^{-14})}{[H^+]} = (1.0 \times 10^2) \, [H^+]$$

$$+ \frac{1.0 \times 10^{-10}}{[H^+]}$$

$1.0 \times 10^2 \, [H^+] = \dfrac{1.0 \times 10^{-10}}{[H^+]}$ のときに k が最小値を示すので，$[H^+]^2 = 1.0 \times 10^{-12}$ から，$[H^+] = 1.0 \times 10^{-6}$

すなわち pH 6 のとき，最も安定．

問題 2

図は，電離する基をもたないある有機化合物の，温度一定の水溶液中における加水分解反応の速度定数 k_0 と pH との関係を示している．次の記述について，正しいものはどれか．

a. この加水分解反応はいずれの pH においても 2 次反応である．
b. 緩衝液の種類によって，同一 pH であっても k_0 が変化する可能性がある．
c. k_0 が 0.036 hr^{-1} のとき，単位を s^{-1} に検算すれば $1.0 \times 10^{-5} s^{-1}$ となる．
d. この図のデータから加水分解反応の活性化エネルギーを求めることができる．
e. この化合物の半減期は pH 6 付近において最も短い．

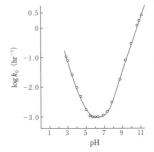

解答 b と c が正しい．

解説

a. ×　グラフより，$k = k_H [H^+] + k_{OH} [OH^-]$ 型の特殊酸-塩基触媒作用を受ける速度式で解析できる 1 次反応であることがわかる．
b. ○　単純な pH の効果のほかに，緩衝液の組成によって触媒作用が異なることがある．
c. ○　$0.036/60/60 = 1.0 \times 10^{-5} s^{-1}$
d. ×　活性化エネルギーはアレニウスの式を用いて，一定の pH 条件

178

　　　下で複数の温度条件にて k を測定することが必要である.

e.　×　pH 6 付近で k_0 が最も低くなるので，むしろ最も安定な状態で
　　　あり半減期は最も長い.

（84020）

Check Point

水溶液中の分解 1 次速度定数が $k = k_H [H^+] + k_{OH} [OH^-]$ で表される場合，

最も安定に存在できる pH は $pH = 7 + \dfrac{1}{2} \log \dfrac{k_H}{k_{OH}}$

6-8 反応速度に影響する因子：pH *179*

演習問題

問 1 医薬品の安定性に関する記述のうち，正しいものはどれか．

　　a. 反応速度は，絶対温度の上昇とともに増加し，また活性化エネルギーが大きくなるほど速度定数の温度依存性は減少する．

　　b. 一般酸・塩基触媒反応によって分解する薬物は，緩衝液の組成によって安定性が異なる．

　　c. 水溶液中において同符号のイオン間の反応では，溶媒の誘電率が増加すると分解速度定数は減少する．

　　d. 酸化によって分解する薬物では，保存する容器内の空気を窒素に置換すると安定性が改善される．

問 2 水酸化物イオン触媒のみによって分解する医薬品がある．このものの37℃，pH 12における分解速度定数は 0.1 min^{-1} であるという．このものの37℃，pH 8.0における分解速度定数（min^{-1}）として適当な数値はどれか．ただし $pK_w = 14$ とする．

1. 1×10^{-4}　　2. 5×10^{-4}　　3. 1×10^{-5}

4. 5×10^{-5}　　5. 1×10^{-6}

問 3 水溶液中の分解 1 次速度定数が次式で表される薬物がある．

$k = k_H [H^+] + k_{OH} [OH^-]$

ここで，k_H は水素イオンによる触媒定数，k_{OH} は水酸化物イオンによる触媒定数である．$k_{OH} = 1.0 \times 10^3$ L/mol・hr，$K_W = 1.0 \times 10^{-14}$ で，この薬物を最も安定に保存できる pH が 8 のとき，k_H（L/mol・hr）はいくつか．

問 4 水溶液中の分解 1 次速度定数が次式で表される薬物がある．

$k = k_H [H^+] + k_{OH} [OH^-]$

ここで，k_H は水素イオンによる触媒定数，k_{OH} は水酸化物イオンによる触媒定数である．$k_H = 1.0 \times 10^2$ L/mol·hr，水のイオン積 $K_W = 1.0 \times 10^{-14}$，この薬物を最も安定に保存できる pH が 5.0 とすると，k_{OH} はいくらか．

問5 水溶液中の分解 1 次速度定数が次式で表される薬物がある．
$k = k_H [H^+] + k_{OH} [OH^-]$
ここで，k_H は水素イオンによる触媒定数，k_{OH} は水酸化物イオンによる触媒定数である．$k_H = 1.0 \times 10^9$ L/mol·hr，$k_{OH} = 1.0 \times 10^5$ L/mol·hr および $K_W = 1.0 \times 10^{-14}$ とする．この薬物を最も安定に保存できる pH はどのくらいか．

問6 水溶液中の分解 1 次速度定数が $k = k_H [H^+] + k_{OH} [OH^-]$ で表される薬物がある．水のイオン積 $K_W = 1.0 \times 10^{-14}$，水素イオンによる触媒定数を $k_H = 1.0 \times 10^2$ L/mol·hr，水酸化物イオンによる触媒定数を $k_{OH} = 1.0 \times 10^3$ L/mol·hr とするとき，最も安定に保存できる pH を求めよ．

問7 水溶液中の分解 1 次速度定数が次式で表される薬物がある．
$k = k_H [H^+] + k_{OH} [OH^-]$
ここで，k_H は水素イオンによる触媒定数，k_{OH} は水酸化物イオンによる触媒定数である．$k_H = 1.0 \times 10^2$ L/mol·hr，$k_{OH} = 1.0 \times 10^4$ L/mol·hr，および水のイオン積 $K_W = 1.0 \times 10^{-14}$ とすれば，この薬物を最も安定に保存できる pH はどのくらいか．

問8 水溶液中の分解 1 次速度定数が次式で表される薬物がある．
$k = k_H [H^+] + k_{OH} [OH^-]$
ここで，k_H は水素イオンによる触媒定数，k_{OH} は水酸化物イオンによる触媒定数である．$k_H = 1.0 \times 10^2$ L/mol·hr，水のイオン積

$K_W = 1.0 \times 10^{-14}$, この薬物を最も安定に保存できる pH が 6.0 とすれば, k_{OH} はいくつか.

問 9 水溶液中の分解 1 次速度定数が次式で表される薬物がある.
$k = k_H [H^+] + k_{OH} [OH^-]$
ここで, k_H は水素イオンによる触媒定数, k_{OH} は水酸化物イオンによる触媒定数である. この薬物を最も安定に保存できる pH が 5 であるとしたときの $k_H : k_{OH} =$ を求めよ.

問 10 上記の例題および問を参考に, ある医薬品の水溶液中の分解 1 次速度定数が $k = k_H [H^+] + k_{OH} [OH^-]$ で表される場合, 最も安定に存在できる条件 (pH や k_H, k_{OH} など) を求める問題を作成し, 模範解答とともに示せ.

問 11 次の図は, アスピリンの加水分解速度定数 K に及ぼす pH の影響を示したものである. この図に関する次の記述について, 正しいものはどれか.

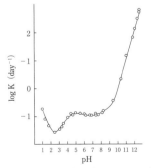

a. この加水分解はアスピリンの懸濁液中での反応であり, 擬 0 次反応に従う.
b. アスピリンの加水分解は, 酸塩基触媒がアスピリンの非イオ

ン形，イオン形に作用するため複雑な pH プロファイルを示す．

　　c.　pH 2 以下ではイオン形のアスピリンが，主に水素イオン触媒により分解される．

　　d.　pH 10 以上で加水分解速度定数が増大するのは，アスピリンのイオン形の割合が pH と共に増大することによる．

問 12　医薬品の安定性に関する記述について，正しいものはどれか．

　　a.　特殊酸塩基触媒反応において，分解速度定数の常用対数を溶液の pH に対してプロットすると，H_3O^+ が触媒作用を示す範囲では +1，OH^- が触媒作用を示す範囲では -1 の傾きをもつ直線が得られる．

　　b.　0 次および 2 次反応で分解される医薬品の半減期は，反応物質の初濃度に影響を受ける．

　　c.　分解反応の反応次数が同じでアレニウス式に従い，活性化エネルギーも同じ 2 種の医薬品の分解速度定数の比は，温度にかかわらず一定である．

　　d.　異符号のイオン間の反応で分解する医薬品は，溶液のイオン強度が増大すると不安定になる．

6-9 製剤の安定化

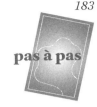

問題1

薬物Aと薬物Bは，1：1の複合体ABを生成する．Aの濃度が2.0 mol/Lの水溶液500 mL，Bの濃度が1.8 mol/Lの水溶液500 mL，油1000 mLを一定温度で混合・振とうした．分配平衡に達した後のAの水層中，油層中の濃度はそれぞれ0.7 mol/L，0.3 mol/L，Bの水層中，油層中の濃度はそれぞれ0.6 mol/L，0.3 mol/Lであった．ABの油/水分配係数は1であり，AおよびBの油に対する溶解度は無視できるとして，水溶液中における複合体の安定度定数（K）を次式により求めた．

$$K = \frac{[AB]}{[A][B]}$$

ただし，[A]，[B]，[AB]は，それぞれA，BおよびABの濃度（mol/L）である．Kの値として最も近い数値（L/mol）は次のどれか．

1. 1.8
2. 2.5
3. 4.0
4. 7.3
5. 8.2
6. 9.6

解答 2

解説

文章を正しく理解すれば解ける問題.

混合した後の水中の A, B, AB の濃度を $[A]_w$, $[B]_w$, $[AB]_w$, 油中の濃度を $[A]_o$, $[B]_o$, $[AB]_o$ とおくと, 求める複合体の安定度定数は $K = \dfrac{[AB]_w}{[A]_w [B]_w}$ となる. 問題文から **A の水溶液中の濃度は, 複合体を形成していない $[A]_w$ と形成している $[AB]_w$ の和である**ことから, $[A]_w + [AB]_w = 0.7$ mol/L. 同様に B の濃度も $[B]_w + [AB]_w = 0.6$ mol/L. 油中の濃度も同様に, $[A]_o + [AB]_o = 0.3$ mol/L, $[B]_o + [AB]_o = 0.3$ mol/L. AB の油/水分配係数は 1 であることより, $[AB]_w = [AB]_o$, A および B の油に対する溶解度は無視できることから, $[A]_o = 0$, $[B]_o = 0$. このことより, $[AB]_o = [AB]_w = 0.3$ mol/L,

$[A]_w = 0.4$ mol/L, $[B]_w = 0.3$ mol/L. $K = \dfrac{0.3}{0.3 \times 0.4} = 2.5$ (L/mol).

よって 2 が正解 (84173).

Check Point

水溶液中における複合体の安定度定数 (K)

$$K = \frac{[AB]}{[A][B]}$$

6-9 製剤の安定化 *185*

演習問題

問 1 医薬品の安定性に関する記述のうち，正しいものはどれか．

a. ベンジルペニシリンは水溶液とした場合，分解しやすいので，プロカインとの難溶性塩にして懸濁剤とすると安定性が向上する．

b. チアミン塩化物塩酸塩はチアミン硝化物より水に溶けにくく吸湿性が低いので，錠剤や散剤中の安定性に優れている．

c. アスコルビン酸はそれ自身が還元されやすいので，抗酸化剤として用いられる．

d. アミノ安息香酸エチルは水溶液中でカフェインと分子間相互作用による複合体を形成し，加水分解が抑制され，安定化される．

問 2 医薬品の安定化に関する次の記述のうち，正しいものはどれか．

a. 化学構造を修飾し，プロドラッグ化することによって，医薬品の加水分解の防止や，胃内の安定化ができる場合もある．

b. 水溶液中で不安定な医薬品は，難溶性の塩とすれば理論的には安定化できるが，医薬品として応用された例はない．

c. 添加剤との可逆的な分子間相互作用による分子化合物の生成，包接またはミセルへの取り込みによって，医薬品を安定化させることができる．

d. アスコルビン酸やトコフェロールは，酸化を受けやすい医薬品に対して抗酸化剤として用いられるが，亜硫酸水素ナトリウムは毒性があるため抗酸化剤として医薬品に添加することはできない．

問 3 固体医薬品 A の溶解度に対する溶解補助剤 B の効果が図に示すような直線になった．B の添加濃度の増加に伴う A の溶解度の

増加分を可溶性複合体の形成によるものとして複合体ABの安定度定数Kを次式により求めるとき，得られる数値（L/mol）に最も近いものはどれか．

$$K = \frac{[AB]}{[A][B]}$$

ただし，[A], [B], [AB] はA, Bおよび複合体の濃度（mol/L）である．

1. 4.3　　2. 13.3　　3. 40.5　　4. 67.0　　5. 134

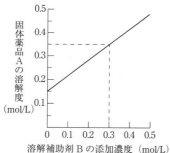

問4 図中の直線は3種の薬物 D_A, D_B, D_C が溶解補助剤Pと可溶性複合体 D_A-P, D_B-P, D_C-P を形成し，溶解度が増大する様子を示している．これら可溶性複合体の安定度定数 K_A, K_B, K_C の大小関係として正しいものはどれか．なお，いずれの場合も安定度定数Kは次式で表される．

$$K = \frac{[D-P]}{[D][P]}$$

ただし，[D-P], [D], [P] はそれぞれ複合体，薬物，溶解補助剤の濃度である．

1. $K_A > K_B > K_C$
2. $K_B > K_A > K_C$

3. $K_A = K_B > K_C$
4. $K_C > K_A = K_B$
5. $K_A = K_B = K_C$

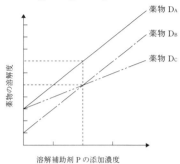

問5 固体医薬品 A の溶解度に対する溶解補助剤 B の効果が図に示すような直線になった．B の添加濃度の増加に伴う A の溶解度の増加分を可溶性複合体の形成によるものとして複合体の安定度定数 K を次式により求めるとき得られる数値（L/mol）はどのくらいか．

$$K = \frac{[AB]}{[A][B]}$$

ただし [A], [B] および [AB] は A, B および複合体の濃度とする．

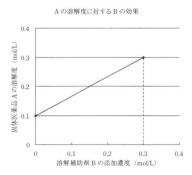

問6 薬物Aと薬物Bは，1：2の複合体AB₂を生成する．Aの水溶液500 mL，Bの水溶液500 mL，油1000 mLを一定温度で混合，振とうした．分配平衡に達した後のAの水層中，油層中の濃度はそれぞれ0.3 mol/L，0.2 mol/L，Bの水層中，油層中の濃度はそれぞれ0.9 mol/L，0.3 mol/Lであった．AB₂の油/水分配係数は$\frac{1}{2}$であり，Bの油に対する溶解度は0.1 mol/Lとして水溶液中における複合体の安定度係数Kを次式より求めた．

$$K = \frac{[AB_2]}{[A][B]^2}$$

ただし[A]，[B]，[AB₂]はそれぞれ，A，BおよびAB₂の水溶液中の濃度（mol/L）である．
Kの値として最も近い数値は次のどれか．
1. 0.37 2. 0.8 3. 1.3 4. 4.0 5. 8.0 6. 9.6

問7 固体医薬品Aの溶解度に対する溶解補助剤Bの効果が図に示すような直線になった．Bの添加濃度の増加に伴うAの溶解度の増加分を可溶性複合体ABの形成によるものとして複合体の安定度定数Kは，$K = \frac{[AB]}{[A][B]}$で求められるとき，得られる数値（L/mol）に最も近いものはどれか．

1. 4.5
2. 7.5
3. 15
4. 20
5. 35

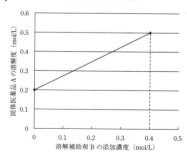

Aの溶解度に対するBの効果

6-9 製剤の安定化

問 8 固体医薬品 A の溶解度に対する溶解補助剤 B の効果が図に示すような直線になった．B の添加濃度の増加に伴う A の溶解度の増加分を可溶性複合体の形成によるものとして複合体の安定度定数 K を次式により求められるとき，得られる数値（L/mol）はどのくらいか．

$$K = \frac{[AB]}{[A][B]}$$

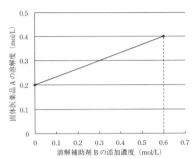

A の溶解度に対する B の効果

問 9 薬物 A と可溶化剤 B は，1：1 の複合体 AB を生成する．A の酢酸エチル溶液 1.0 L，B の水溶液 1.0 L を一定温度で混合，振とうした．分配平衡に達した後の A の水層中，酢酸エチル層中の濃度はそれぞれ 7 mol/L，5 mol/L，B の水層中，酢酸エチル層中の濃度はそれぞれ 11 mol/L，3 mol/L であった．AB の酢酸エチル/水分配係数は $\frac{1}{2}$ であり，A は水に対する溶解度は 1 mol/L，B は酢酸エチルにはほとんど溶けないものとして，水溶液中における複合体 AB の安定度係数 K を求めよ．

$$K = \frac{[AB]}{[A][B]}$$

ただし [A]，[B]，[AB] はそれぞれ，A，B および AB の水溶液中の濃度（mol/L）である．

問 10 例題および問 3 から 9 を参考にして，複合体形成に関するグラフ

問題または計算問題を作成し，模範解答とともに示せ．

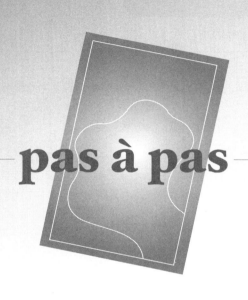

第7章

剤形（固形製剤，半固形製剤，無菌製剤，DDS製剤）

問題 1

製剤総則の４つの項目を示せ．

解答 製剤通則，製剤包装通則，製剤各条，生薬関連製剤各条

解説

製剤通則は，製剤全般に適用される内容となっている．

製剤包装通則は，日局 17 において新たに設けられた項目であり，容器・包装の用語，定義，および規定の整備を行うために設けられ，製剤包装に求める基本的要件を収載している．製剤各条は，剤形の定義，製法，試験法，容器，包装および貯法を示すものである．投与経路・適用部位によって製剤が分類されている（例：経口投与する製剤，気管支・肺に適用する製剤等）．

生薬関連製剤は，主として生薬を原料とする製剤であり，エキス剤，丸剤，酒精剤，浸剤・煎剤，茶剤，チンキ剤，芳香水剤および流エキス剤を含む．

7　剤形（固形製剤，半固形製剤，無菌製剤，DDS製剤）　　193

問題2

　散剤と顆粒剤について，日局における定義をそれぞれ述べよ．

解答

散剤は，経口投与する粉末状の製剤である．
顆粒剤は，経口投与する粒状に造粒した製剤である．

解説

日局15までは，散剤と顆粒剤との違いは粒度の違いで分類されていたが，日局16から造粒の有無で分類されるようになった．顆粒剤のうち18号（850 μm）ふるいを全量通過し，30号（500 μm）ふるい上の残留が全量の10%以下のものを細粒剤と称することができる．また，18号ふるいを全量通過し，30号ふるい上の残留が全量の5%以下のものは散剤と称することができる．これは，日局15までは造粒されていても粒子径の小さな製剤は散剤に分類され（粒度の違いで分類されていたため），現在の市場において造粒した散剤が「〇〇散」として存在することに配慮したことによる．

問題 3

圧縮して製する錠剤の調製法を分類せよ.

解答

```
                      ┌ 粉末圧縮法 ─┬─ 直接粉末圧縮法（直打法）
        圧縮打錠法 ─┤              └─ 半直接粉末圧縮法（セミ直打法）
                      └ 顆粒圧縮法 ─┬─ 乾式顆粒圧縮法
                                     └─ 湿式顆粒圧縮法
```

解説

直打法は, 薬物と添加剤を混合し, そのまま打錠機で圧縮成形する方法. 工程数が少なく, 経済的な製法である. セミ直打法は, 添加剤を顆粒にし, それに薬物を混合して圧縮成形する方法. 流動性, 成形性が著しく乏しい薬物を用いる場合に用いる. 顆粒圧縮法は, 薬物と添加剤との打錠用顆粒をつくり, それに滑沢剤を加えて圧縮成形する. 造粒することによって粉末に比べて流動性が良くなり, 圧縮成形が容易となり, また, 含量均一性の確保もしやすい. 溶媒を使用する湿式は, 出来上がった錠剤の含量均一性, 機械的強度, 審美性に優れる. 一方, 工程数が多く, 溶媒（主に水）や乾燥のための熱に分解しやすい薬物には向かない.

7 剤形（固形製剤，半固形製剤，無菌製剤，DDS製剤）

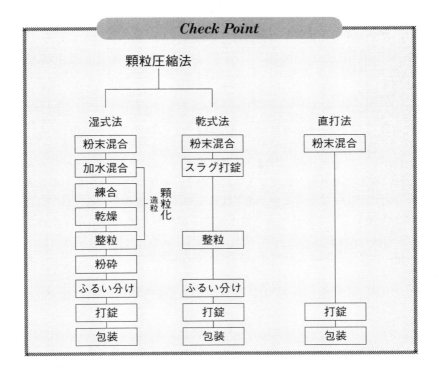

196

問題 4

日本薬局方における硬カプセルの大きさの種類（カプセル番号）を小さい順に述べよ．

解答 5，4，3，2，1，0，00，000 の 8 種類

解説

日本薬局方では，人体用カプセルの大きさを下表のように 8 種類に分け，カプセルのサイズと基準内容量を規定している．

カプセル番号	000	00	0	1
基準内容量(g)	1	0.5	0.4	0.3
充填量　(g)	0.8～1.6	0.4～1.7	0.3～0.8	0.2～0.6
カプセル番号	2	3	4	5
基準内容量(g)	0.2	0.12	0.06	0.03
充填量　(g)	0.2～0.5	0.1～0.4	0.1～0.2	0.05～0.1

国内でヒトに適用されるのは 0 号以下の大きさのカプセル．カプセル剤には，硬カプセル剤と軟カプセル剤がある．硬カプセルは円筒形のキャップとボディー部からなり，通常は粉末や顆粒が充填される．剤皮にはゼラチンやヒプロメロース（ヒドロキシプロピルメチルセルロース，hydroxypropylmethylcellulose：HPMC）が主に用いられる．軟カプセルには，通常，油状または懸濁状の医薬品が充填される．

7 剤形（固形製剤，半固形製剤，無菌製剤，DDS 製剤） *197*

問題 5

腸溶性のコーティング剤を挙げよ．

解答

セラセフェート（酢酸フタル酸セルロース，cellulose acetate phthalate: CAP），ヒプロメロースフタル酸エステル（ヒドロキシプロピルメチルセルロースフタレート，hydroxypropylmethylcellulose phthalate：HPMCP），カルボキシメチルエチルセルロース（carboxymethylethylcellulose：CMEC），メタクリル酸コポリマー（オイドラギット® L，Eudragit® L）などがある．

解説

腸溶性のコーティング剤には，耐酸性のポリマーが用いられ，胃酸で溶解せず，胃内での製剤の崩壊，薬物の溶出を抑制する．そして，薬物の胃酸による分解・失活，胃への直接刺激などを防止したり，あるいは薬物の吸収を遅らせる．通常の顆粒と腸溶性のコーティングを施した顆粒を同じカプセルに充填し，効果を持続させ1日1〜2回服用の製剤も市販されている．

主なコーティングと用いられる代表的な被膜剤

コーティング被膜	用いられる代表的な被膜剤	特徴
シュガーコーティング	白糖	
ゼラチンコーティング	ゼラチン	
フィルムコーティング	hydroxypropylmethylcellulose phthalate （HPMCP，ヒプロメロースフタル酸エステル）	腸溶性
	poly（methacrylic acid/methyl methacrylate） （Eudragit® L，オイドラギット®L）	腸溶性
	cellulose acetate phthalate （CAP，セラセフェート）	腸溶性
	polyvinylacetal diethylaminoacetate（AEA®）	胃溶性
	aminoalkylmethacrylate copolymer （Eudragit® E，オイドラギット®E）	胃溶性
	hydroxypropylmethylcellulose （HPMC，ヒプロメロース）	水溶性
	hydroxypropylcellulose （HPC，ヒドロキシプロピルセルロース）	水溶性
	ethylcellulose（EC，エチルセルロース）	水不溶性
	aminoalkylmethacrylate copolymer （Eudragit® RS，オイドラギット®RS）	水不溶性

7 剤形（固形製剤，半固形製剤，無菌製剤，DDS製剤） *199*

問題6

吸入剤を分類せよ（3種）．また，吸入に適した粒子径範囲は
いくらか．

解答 吸入粉末剤，吸入液剤，吸入エアゾール剤
空気力学径で約 0.4〜5.8 μm の粒子は気管支から下部に沈着する．細
気管支よりも深部へ運ぶには 3 μm 以下に調製する必要がある．

解説

吸入剤は，有効成分をエアゾールとして吸入し，気管支または肺に適用
する製剤．

吸入粉末剤（dry powder inhalers：DPI）は，吸入量が一定となるよう
に調製された，固体粒子を吸入する製剤で，患者の吸気とともに薬物粒
子を吸入することができる．固形製剤であるので，通例，密閉容器を用
いる．吸湿に注意する．

吸入液剤（inhalation solutions）は，有効成分を溶解あるいは懸濁させ
た液体をネブライザー等により霧化し，それを吸入する製剤である．液
剤であるので，気密容器を用いる．

吸入エアゾール剤（metered-dose inhalers）は，容器に充填した噴射剤
とともに一定量の有効成分を噴霧する定量噴霧式吸入剤である．密封容
器を用いる．

Check Point

空気動力学的（流体力学的）挙動とは，気流中の粒子の挙動を指す．同じ気流に乗っても，粒子の平均投影面積，質量によって空気抵抗と慣性力が違うので，挙動，移動距離が変わる．この空気動力学的挙動が同じ粒子は，形や物性などにかかわらず同じ粒子径であると考える，というのが，空気動力学的粒子径であり，

$$空気力学的粒子径 = 幾何学径 \times \sqrt{\dfrac{粒子密度}{粒子形状係数}}$$

で表される．

7 剤形（固形製剤，半固形製剤，無菌製剤，DDS製剤） *201*

問題7

貼付剤について説明せよ.

解答

貼付剤は，皮膚に貼付する製剤で，テープ剤とパップ剤がある.

解説

貼付剤を製するには，有効成分を高分子基剤と混和・均質として，支持体またはライナー（剥離体）に展延して成形する．放出制御膜を用いた経皮吸収型製剤（transdermal therapeutic system：TTSまたはtransdermal drug delivery system：TDDS）とすることができる．経皮吸収型製剤は，別に規定するものの他，製剤均一性試験法に適合する.

テープ剤は，ほとんど水を含まない基剤を用いる貼付剤で，プラスター剤，硬膏剤がある．布やプラスチック製フィルムなどに展延・封入して成形するモノリシック型と，放出体に有効成分や添加剤を封入して成形するリザーバー型がある．容器は，通例，密閉容器とする.

パップ剤は，水を含む基剤を用いる貼付剤である．有効成分を精製水，グリセリンなどの液状物質と混和・均質とするか，あるいは水溶性・吸水性高分子と精製水を混和し，そこに有効成分を加えて均質とし，布などに展延して成形する．容器は，通例，気密容器とする.

インドメタシン，フェルビナク，ロキソプロフェン等の非ステロイド抗炎症薬を含有した局所作用型製剤と，皮膚を通じて全身循環血液に有効成分を送達すべく設計された経皮吸収型製剤がある．経皮吸収型製剤には狭心症発作の予防薬のニトログリセリンや禁煙補助薬のニコチンパッチの製剤がある．気管支喘息発作の予防薬のツロブテロール製剤は，夜に貼ると朝方の最も喘息発作頻度が高い時間に薬物濃度が最大になるよ

う工夫がされている．このように生体の 1 日のバイオリズム（サーガディアンリズム，circadian rhythm）を考慮した治療をクロノセラピー（chronotherapy）という．

7　剤形（固形製剤，半固形製剤，無菌製剤，DDS製剤）　　*203*

問題 8

次の表の軟膏基剤の例を挙げよ．

	基剤名			例
疎水性	油脂性基剤			
親水性	乳剤性基剤	油中水型 (w/o)	水相　欠	
			水相　有	
		水中油型 (o/w)		
	水溶性基剤			
	ゲル（懸濁性）基剤			

解答

	基剤名			例
疎水性	油脂性基剤			ワセリン，流動パラフィン，プラスチベース，白色軟膏，単軟膏，シリコン，ろう類，豚油，植物油
親水性	乳剤性基剤	油中水型 (w/o)	水相　欠	親水ワセリン，精製ラノリン，ラノリンアルコール
			水相　有	吸水軟膏，加水ラノリン
		水中油型 (o/w)		親水軟膏
	水溶性基剤			マクロゴール
	ゲル（懸濁性）基剤			カーボポール，カルメロースNa，メチルセロース，ステアリルアルコール，プロピレングリコール

解説

油脂性基剤は，皮膚刺激性が少なく，皮膚の保護作用を有する．乳剤性基剤は，皮膚浸透性があり，使用感がよい．ただし乳化剤（界面活性剤）による皮膚刺激性に注意が必要である．水溶性基剤は，皮膚浸透性はなく，水洗で容易に除去できる．マクロゴール 400 と 4000 との等量

混合物をマクロゴール軟膏という．ゲル基剤は比較的新しい基剤であり，皮膚に塗ると表面でフィルム状になる．

7 剤形（固形製剤，半固形製剤，無菌製剤，DDS 製剤）　　　*205*

問題 9

注射剤に用いる水性溶剤，非水性溶剤について説明せよ．

解答

水性溶剤には，「注射用水」を用いる．ただし，通例，生理食塩水，リンゲル液，その他の適当な水性溶液をこれに代用することができる．水性注射剤は，水性溶剤を用いたもので注射剤の大半を占める．非水性溶剤には，油性用剤と親水性溶剤があり，いずれも鉱油試験法に適合しなくてはならない．油性用剤には，通例，植物油（オリブ油，ゴマ油等）が用いられる．親水性溶剤には，水と混和するエタノール，プロピレングリコール，グリセリン，ポリエチレングリコールなどが用いられる．非水性注射剤は，水に溶けにくい薬物を非水性溶剤で溶解した注射剤である．

解説

「注射用水」は，「常水」にイオン交換，逆浸透等による適切な前処理を行った水または「精製水」の蒸留または超ろ過により製したものである．注射用水を密封容器に入れ滅菌したもの，またはあらかじめ滅菌した注射用水を無菌的な手法により密封容器に入れた後，密封したものは「注射用水（容器入り）」と称される．

問題10

図は水の状態図である．A，B，Cの状態を書け．また，この図を用いて水性注射剤の凍結乾燥工程を説明せよ．

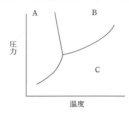

解答　A：固体　　B：液体　　C：気体

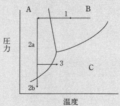

解説

無菌状態にした医薬品の溶液をバイアルに分注して，温度を下げて（工程1）凍結させる．続いて，凍ったまま減圧（工程2a）して昇華曲線を超えると（工程2b），比較的低温で水分が昇華して乾燥が進む．さらに圧力をやや戻し，温度を上げて2次乾燥する（工程3）．その後，密封する．

7 剤形（固形製剤，半固形製剤，無菌製剤，DDS 製剤）　　*207*

問題 11

次の 0.3％硫酸亜鉛の等張点眼剤を調製する場合に必要なホウ酸量を求めよ．ただし，硫酸亜鉛，ホウ酸の 1 w/v％溶液の氷点降下度をそれぞれ，0.083℃，0.283℃とする．

処方
硫酸亜鉛	0.3 g
ホウ酸	x
滅菌精製水　全量	100 mL

解答　1.74 g

解説

$a + bx = 0.52$

ここで，
　x：　等張にするために薬液 100 mL に必要な薬品の量（g）
　a：　薬液の氷点降下度
　b：　等張化剤の 1 w/v％水溶液の氷点降下度
0.52：　涙液や血清の氷点降下度

よって，

$$x = \frac{0.52 - a}{b}$$

$$x = \frac{0.52 - 0.3 \times 0.083}{0.283} = 1.74 \text{ g}$$

Check Point

氷点降下は，凝固点降下ともいい，不揮発性の溶質を溶媒に溶かすと溶媒の凝固点が低くなる現象のことである．この現象は，溶けている分子やイオン数に比例する束一的性質である．したがって，氷点降下度が等しい＝浸透圧が等しいとなり，薬液を涙液や血清と等張にできる．
氷点降下度は薬品の濃度（w/v％）に比例する．

7 剤形（固形製剤，半固形製剤，無菌製剤，DDS 製剤）　　*209*

問題 12

3 w/v％ピロカルピン塩酸塩水溶液 100 mL を塩化ナトリウムを用いて涙液と等張にせよ．ただし，ピロカルピン塩酸塩水溶液の食塩当量は 0.24 である．

解答　0.18 g の塩化ナトリウムを添加する．

解説

塩化ナトリウムの 0.9 w/v％水溶液が体液と等張であり，この 0.9 を等張食塩当量という．

x をピロカルピン塩酸塩水溶液 100 mL を等張化するのに必要な塩化ナトリウムの量（g），a をピロカルピン塩酸塩の食塩当量，y をピロカルピン塩酸塩水溶液中に溶解しているピロカルピン塩酸塩の量（g）とすると，

$$x = 0.9 - ay$$

したがって，

$$x = 0.9 - 0.24 \times 3 = 0.18 \ (g)$$

210

問題 13

1 w/v%プロカイン塩酸塩の等張溶液 100 mL を塩化ナトリウムを用いて調製する方法を説明せよ．ただし，プロカイン塩酸塩 1 g の等張容積は 23.3 mL である．

解答　プロカイン塩酸塩 1 g を 23.3 mL の滅菌精製水に溶解し，76.7 mL の生理食塩水を加えて全量を 100 mL とする．

解説

薬品 1 g を溶解したとき，等張となるのに要する水の量を，等張容積（容積価）という．

7 剤形（固形製剤，半固形製剤，無菌製剤，DDS 製剤） *211*

問題 14

0.5 mg/mL の $CaCl_2$ 水溶液の Ca^{2+}，Cl^- のイオン濃度（mEq/L）を求めよ.

解答　Ca^{2+}，Cl^- のいずれも 9 mEq/L

解説

重量濃度（mg/100mL）からイオン濃度（mEq/L）への換算は，
mEq/L ＝ mg/mL × 1000 ×原子価式量
したがって，

Ca^{2+} は，$0.5 × 1000 × \dfrac{2}{111} = 9$ mEq/L

Cl^- は，$0.5 × 1000 × \dfrac{2}{111} = 9$ mEq/L

212

問題 15

5%ブドウ糖注射液の浸透圧（mOsm/L）を求めよ.

解答　280 mOsm/L

解説

1 Osm/L は，溶液 1 L 中にアボガドロ数に等しい個数の粒子が存在する

（1 mol/L）ときの浸透圧. その$\dfrac{1}{1000}$が 1 mOsm/L.

5%ブドウ糖液 = 5 g/100 mL = 50 g/L.　グルコースの分子量は 180.

よって，$\dfrac{50}{180} \times 1000 \fallingdotseq 280$ mOsm/L

7 剤形（固形製剤，半固形製剤，無菌製剤，DDS製剤） *213*

問題 16

注射剤の最終滅菌法のうち，最も一般的な方法は何か．

解答 高圧蒸気滅菌法

解説

最終滅菌法の適用可能な注射剤には，加熱法，照射法，ガス法から適当な滅菌法を選択する．最も一般的な方法は，加熱法の高圧蒸気滅菌法であり，この方法は効果が最も確実である．装置にはオートクレーブが用いられる．高圧蒸気滅菌は，通常121℃，2気圧で15〜20分処理という形で行われる．加熱法にはこの他に乾熱法があり，通常，250℃，20分処理という形で行われる．

問題 17

日本薬局方において，製剤を保存する容器には，密閉容器，気密容器，密封容器があるが，それぞれ説明せよ．

解答

密閉容器とは，通常の取り扱い，運搬，保存状態において，**固形の異物**が混入することを防ぎ，内容医薬品の損失を防ぐことができる容器．

気密容器とは，通常の取り扱い，運搬，保存状態において，**液体の異物**が混入することを防ぎ，内容医薬品の損失，風解，潮解または蒸発を防ぐことができる容器．

密封容器とは，通常の取り扱い，運搬，保存状態において，**気体の侵入しない容器**

解説

栓や蓋も容器の一部とされる．異物の侵入に対する厳密さは，密閉容器＜気密容器＜密封容器の順である．包装の箱，薬袋などが密閉容器に相当する．主に顆粒剤や散剤を入れる SP（strip package）や主に錠剤やカプセルを入れる PTP（press through package）は気密容器である．注射剤と吸入エアゾール剤は密封容器に入れる．

7 剤形（固形製剤，半固形製剤，無菌製剤，DDS製剤） *215*

問題 18

DDSとは何の略か答えよ.

解答 ドラッグデリバリーシステム　drug delivery system

解説

ドラッグデリバリーシステム　drug delivery system（薬物送達システム）とは，薬物を「必要とする部位」へ，「必要な量（濃度）」で，「必要な時間」送達し，より高い有効性，安全性，信頼性を期待した薬物投与の最適化を目的としたもの．薬物放出制御，吸収制御（プロドラッグ等を含む），ターゲティング（標的指向化）に大別される．

216

問題 19

次の親化合物をプロドラッグ化した目的を記せ.

親化合物	プロドラッグ	プロドラッグとした目的
ドパミン	レボドパ (L-DOPA)	
フルオロウラシル	カルモフール, ドキシフルリジンテガフール	
アンピシリン	タラピシリン, バカンピシリン	
インドメタシン	アセメタシン	
プレドニゾロン	プレドニゾロンコハク酸エステルナトリウム	

解答

親化合物	プロドラッグ	プロドラッグとした目的
ドパミン	レボドパ (L-DOPA)	血液脳関門の通過
フルオロウラシル	カルモフール, ドキシフルリジンテガフール	標的部位 (腫瘍組織) で活性化
アンピシリン	タラピシリン, バカンピシリン	脂溶性の増大による消化管吸収性の改善
インドメタシン	アセメタシン	消化管に対する刺激の減弱
プレドニゾロン	プレドニゾロンコハク酸エステルナトリウム	作用の持続. 血中で徐々に分解される

解説

プロドラッグ (prodrug) とは, 薬理活性を有していても医薬品としては好ましくない性質をもっている薬物の分子構造に化学的修飾を施し, 好ましくない性質をカバーし, 体内でもとの薬物 (親化合物) に戻って活性体となる薬物のことである. 一方, 局所作用を期待する薬物の中には, 体内に吸収されると副作用を起こすものがある. この場合, 局所 (例えば皮膚) のみで薬効を発揮し, 吸収されて血中に入ると分解されて薬効が減弱するように設計された薬物があるが, これをアンテドラッグ (antedrug) という.

問題20

通常の1日3回服用型の経口投与の降圧剤に比べて，1日1回服用型の製剤の利点を挙げよ．

解答

- コンプライアンスの確保（飲み忘れの防止）
- 血圧を一定に保つことができる（血中濃度の上下が小さい）．
- 副作用の軽減

など

解説

放出制御製剤には，膜透過型，マトリックス型，浸透圧ポンプ型，イオン交換型などがある．膜透過型では，時間 t に比例した放出（0次放出）が得られ，マトリックス型では時間の $\frac{1}{2}$ 乗（$\sqrt{t}$）に比例した放出となる．

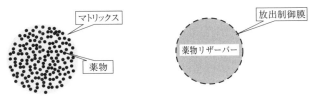

マトリックス制御システムと膜透過制御システム

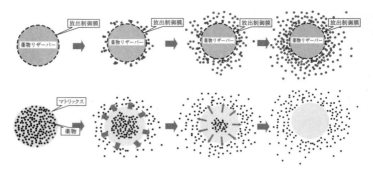

マトリックス制御システムと膜透過制御システムにおける薬物放出の違い

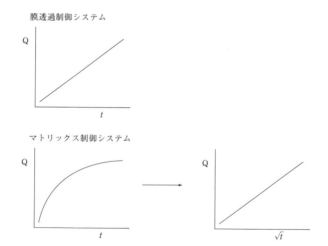

膜透過制御システムとマトリックス制御システムの薬物放出パターン

7　剤形（固形製剤，半固形製剤，無菌製剤，DDS 製剤）　　219

問題 21

リポソームならびにリポソーム製剤について説明せよ.

解答

リポソームは，生体膜の成分であるリン脂質が水和して形成される脂質二重膜と水相からなる小胞である．lipo（脂質）と some（球体）．抗真菌薬のアムホテリシン B を脂質二重膜中に含有させたアムビゾーム®が世界初のリポソーム製剤（1990 年に米国で上市）で，日本でも認可された．生体には外来異物に対する排出機構があり，一般にリポソームは，静脈内投与後，肝臓や脾臓を中心とする細網内皮系組織（RES）の貪食細胞に捕捉されやすいため，血中半減期が短いという欠点がある．リポソームの表面を水溶性高分子ポリエチレングリコールで覆った PEG 修飾リポソームは，RES に取り込まれにくく，血中に長時間循環滞留する特性を有しており，ステルスリポソームと呼ばれている．このステルスリポソームに抗がん剤のドキソルビシン塩酸塩を含包させたドキシル®注がある.

Check Point

PEG 化（PEGylation）：血液中を循環する高分子医薬は細網内皮系（reticuloenderterial system, RES）によって速やかに取り除かれる．そこで，ポリエチレングリコール（polyethylene glycol：PEG）によって高分子医薬を修飾し水和層を形成させることによって，RES による認識を回避，タンパク質分解酵素への抵抗性，抗原性の低下などが達成できる．これを造語で PEG 化（PEGylation）という．C 型肝炎の治療に用いられるインターフェロン-αに PEG（分子量 12,000）を結合させたものは週に 1 回の投与で効率よく肝臓へ集積する．また，分子量の増大・親水性の向上により血液脳関門透過性が低下するため，副作用であるうつ病の発症も低下できるといわれている.

問題 22

オプジーボ®について説明せよ.

解答

ニボルマブ（nivolumab）. ヒト型抗ヒト PD-1 モノクローナル抗体医薬品. 適応：悪性黒色腫，非小細胞肺がん，腎細胞がん

解説

通常，免疫の司令塔である樹状細胞ががんを発見すると，攻撃を担当する T 細胞にがんの特徴を教えて，攻撃の信号を発する. T 細胞はそれを受けて，攻撃すべき対象を見分けて攻撃する. ところが，がん細胞から T 細胞に対して攻撃を抑える信号が送られると，免疫が正常に働かなくなってしまう. PD-1（programmed cell death 1）は，T 細胞に発現する免疫作用の抑制に関わる物質であり，悪性黒色腫（メラノーマ）などのがん細胞表面に発現した PD-L1 や PD-L2 が，T 細胞の PD-1 と相互作用すると T 細胞は功撃をやめてしまう. ニボルマブはこの PD-1 に対するモノクローナル抗体で，PD-1 が PD-L1（PD-1 リガンド）や PD-L2（PD-2 リガンド）に結合する過程を阻害する. 特徴的なことは，がん細胞を直接攻撃するのではなく，免疫機能を活性化させることに着目した抗体医薬.

7 剤形（固形製剤，半固形製剤，無菌製剤，DDS製剤）　　221

Column

モノクローナル抗体

通常の抗体は多くの抗体産生細胞からつくられるため，多数の抗原認識部位（エピトープ）を有する．よって，同じ抗原を認識する抗体を集めてもそれらは様々な抗原認識部位をもつ抗体の混じりものとなる．これをポリクローナル抗体という．一方，単一の抗体産生細胞に由来するクローンからつくられた抗体をモノクローナル抗体といい，特定の抗原認識部位を有するため，ある特定の抗原のみに結合する．

演習問題

問 1 散剤にコーティングを施すことができるか.

問 2 最も汎用される顆粒剤の製造方法を述べよ.

問 3 主な打錠障害を 4 つ挙げ, その原因を書け.

問 4 錠剤に適用される日本薬局方の試験法は何か.

問 5 賦形剤を 3 つ挙げよ.

問 6 結合剤を 2 つ挙げよ.

問 7 フィルムコーティング剤を 2 つ挙げよ.

問 8 1 w/v％プロカイン塩酸塩点眼液 100 mL を涙液と等張とするために必要な塩化ナトリウム量 (g) を求めよ. ただし, 涙液, 1 w/v％プロカイン塩酸塩水溶液, 1 w/v％塩化ナトリウム水溶液の氷点降下度はそれぞれ, 0.52℃, 0.122℃, 0.578℃ である.

問 9 2 w/v％プロカイン塩酸塩点眼液 100 mL を涙液と等張とするために必要な塩化ナトリウム量 (g) を求めよ.

問 10 ある溶液の氷点を測定したところ −0.15℃ であった. この溶液 1000 mL を涙液と等張にするため必要な塩化ナトリウム量 (g) を求めよ.

問 11 涙液と等張な 1.0 w/v％塩酸コカイン点眼液を 100 mL 調製するの

7　剤形（固形製剤，半固形製剤，無菌製剤，DDS 製剤）　　*223*

に必要なホウ酸の量（g）はいくらか．ただし，塩酸コカインおよびホウ酸の食塩価は，それぞれ 0.16，0.50 である．

問 12　次の処方の点眼剤液を涙液と等張にするのに必要な塩化ナトリウム量を求めよ．ただし，硫酸アトロピンの食塩当量を 0.13 とする．

硫酸アトロピン	1.0 g
塩化ナトリウム	x g
滅菌精製水	適量
全量	200 mL

問 13　次の処方で，血清と等張なエフェドリン塩酸塩液を調製するのに必要なブドウ糖量を求めよ．ただし，エフェドリン塩酸塩，クロロブタノール，ブドウ糖の食塩当量は，それぞれ 0.30，0.24，0.18 とする．

エフェドリン塩酸塩	0.60 g
クロロブタノール	0.15 g
ブドウ糖	x g
滅菌精製水	適量
全量	30 mL

問 14　硫酸亜鉛の容積価を 16.7 とすると，涙液と等張な 0.3 w/v％硫酸亜鉛点眼液を調製する方法を述べよ．

問 15　生理食塩水の浸透圧（mOsm/L）を求めよ．

問 16　次の記述のうち，正しいものを選べ．

1.　ドキシフルリジンは消化管毒性を軽減する目的で創製され

た.

2. カペシタビンはがん組織へのターゲティングを目的に創製された.

3. カルモフールは作用の持続化を目的に創製された.

4. テガフールは消化管吸収の改善を目的に創製された.

5. プレドニゾロンは, 酢酸エステルとすることにより代謝安定性が改善され, 作用の持続化が図られている.

6. フルオロウラシルをテガフールとすることにより, 抗がん作用が持続化される.

7. インドメタシンをアセメタシンとすることにより, 胃内における安定性が増加する.

8. アセメタシンは, インドメタシンの消化管障害の軽減を目的としたプロドラッグである.

9. カルモフールは, フルオロウラシルの溶解性の改善を目的としたプロドラッグである.

10. エリスロマイシンエチルコハク酸エステルは, エリスロマイシンの胃内における安定性の増加を目的としたプロドラッグである.

11. バラシクロビル塩酸塩はアシクロビルのプロドラッグである.

問 17 浸透圧ポンプ型システム OROS® の放出制御について説明せよ.

問 18 オキュサート® について説明せよ.

問 19 リュープリン® について説明せよ.

問 20 TTS について説明せよ.

問 21 リピッドマイクロスフェアについて説明せよ．

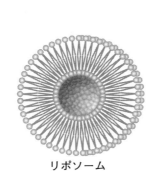

リポソーム

演習問題 解答編

〔第1章〕
1-1 指数と対数の基礎
問 1

① 10^2 ② 10^{12} ③ 1 ④ 10 ⑤ 10^{14} ⑥ 10^{21} ⑦ $10^{\frac{7}{2}}$ ⑧ 2×10^3

⑨ 2 ⑩ $\log_3 27 = \log_3 3^3 = 3 \log_3 3 = 3$ ⑪ 3 ⑫ 3

⑬ $\log 0.01 = \log 10^{-2} = -2$ ⑭ 0

⑮ 約 0.693 ⑯ 約 2.303

⑮ ln 2 と⑯ ln 10 は電卓を用いないと算出できないが,覚えておくべき数字である.のちの速度論の学習の際に必要になる.

問 2

① 14   ② 10   ③ 16

④ -10 ⑤ -14 ⑥ -8

⑦ 0.01   ⑧ 100

⑨ 100   ⑩ 0.01

⑪ 12   ⑫ -12 ⑬ 22   ⑭ -22

問 3

① $\log 8 = \log 2^3 = 3 \log 2$

② $\log 20 = \log 2 \times 10 = \log 2 + \log 10 = \log 2 + 1$

③ $\log 12 = \log (2^2 \times 3) = 2 \log 2 + \log 3$

④ $\log \dfrac{1}{3} = \log 1 - \log 3 = -\log 3$

⑤ $2 \log 2 - \log 3$ ⑥ $\log 3 - 2 \log 2$ ⑦ $\log 0.02 = \log \dfrac{2}{100} = \log 2 - 2$

⑧ $\log 0.96 = \log \dfrac{96}{100} = \log 96 - \log 100 = \log\,(3 \times 2^5)\, - \log 100 =$
   $\log 3 + 5 \log 2 - 2$

⑨ $216 = 2^3 \times 3^3$, $144 = 2^4 \times 3^2$ $\log 216 = 3 \log 2 + 3 \log 3$, $\log 144 =$
   $4 \log 2 + 2 \log 3$

   $\dfrac{\log 216}{\log 144} = 3\,\dfrac{\log 2 + \log 3}{4 \log 2 + 2 \log 3}$

⑩ $\log \dfrac{216}{144} = \log \dfrac{3}{2} = \log 3 - \log 2$

⑪ $\log 216 - \log 144 = (3 \log 2 + 3 \log 3)\, - \,(4 \log 2 + 2 \log 3)\, = \log 3$
   $- \log 2$

⑫ $\log 216 + \log 144 = (3 \log 2 + 3 \log 3)\, + \,(4 \log 2 + 2 \log 3)\, = 7 \log 2$
   $+ 5 \log 3$

⑩ と ⑪ は同じ結果になることをもう一度確認してほしい.

問 4

① $\log \mathrm{X} = \log 10^{\log 2} = \log 2 \cdot \cancel{\log 10} = \log 2$ $\mathrm{X} = 2$

② 4 ③ $\log \mathrm{X} = \log 10^{-\log 2} = - \log 2 \cdot \cancel{\log 10} = \log 2^{-1} = \log \dfrac{1}{2}$ $\mathrm{X} = \dfrac{1}{2}$

④ $\dfrac{1}{2}$ ⑤ 2 ⑥ 4 ⑦ $\dfrac{1}{2}$ ⑧ $\dfrac{1}{2}$

1-2 単位の基礎

問 1

① dL（デシリットル）   ② dm（デシメートル）   ③ cm

④ mm   ⑤ mm

⑥ μm（マイクロメートル）   ⑦ nm（ナノメートル）

演習問題　解答編

⑧ pm（ピコメートル）　　⑨ fm（フェムトメートル）

⑩ am（アットメートル）　　⑪ 10^{-3}　　　　　　　　⑫ 1000

⑬ μg　　　　　　　　　　⑭ 10^{3}　　　　　　　　　⑮ 10^{-3}

⑯ dag（デカグラム）　　　⑰ hPa（ヘクトパスカル）　⑱ km

⑲ MB（メガバイト）　　　⑳ GB（ギガバイト）

問2

① m·kg·s^{-2}（m kg s^{-2}）

② m^{2}·kg·s^{-2}（m^{2} kg s^{-2}）

③ m^{-1}·kg·s^{-2}（m^{-1} kg s^{-2}）

問3

① 60　　　　　② m·hr^{-1}（m/hr）　　③ 16.7

④ 1　　　　　⑤ 0.017 $\left(\dfrac{1}{60}\right)$

⑥ mL/hr　　　⑦ 16.7

⑧ 1000　　　　⑨ 60000（6×10^{4}）　　⑩ 60000000（6×10^{7}）

⑪ 1000　　　　⑫ 16.7　　　　　　　　　⑬ 1000

※ L/hr/kg = L/（hr·kg）＝ L·hr^{-1}·kg^{-1}（薬物動態学などで，クリアランスに用いられる単位）

⑭ 10^{-3}（0.001）

問4

① 1　② 1　③ 1　④ 1

このように単位の分母部分と分子部分が同時に 1000 倍あるいは $\dfrac{1}{1000}$ に変換される場合には数値自身は変わらないことを理解しておく必要がある．

230

問 5
① 10^{-4} （0.0001）　　② 10^{-6}
③ 10^4 （10000）
④ 10^{-3} （0.001）　　⑤ 10^{-7}　　⑥ 10^{-9}

問 6
a，b，d，e は正しい．c は誤り　1 bar $= 10^5$ Pa $\fallingdotseq$ 0.9869 atm （89015）．

問 7
a，b，d は正しい．c は「1 ppm は，1 g 中に 1×10^{-6} g の成分が含まれている」ならば正しい（94016）．

問 8
a，b，c，d のいずれも正しい（81031）．

問 9
a）kg（キログラム）　b）Pa（パスカル）　c）Pa·s（パスカル秒）　d）kg/m³（キログラム / 立方メートル）　e）ppm（ピーピーエム）

問 10
a．○
b．×　十億分率である．
c．×　SI 単位ではない．
d．○

1-3　有効数字
問 1
①3 桁　　②3 桁　　③4 桁　　④4 桁

問 2

① 144.2　　② 59.2　　③ 75　（74.645…を四捨五入）

④ $12.0 \times 10^5 + 6.1 \times 10^5 = 18 \times 10^5$

1-4　分子量と溶液の濃度

問 1

$$\frac{98.5}{410.40} \times 312.41 = 75, \quad 75 \text{ mg}$$

問 2

NaCl と AgCl および NaBr と AgBr が同じモル数であることを理解すれば難しい問題ではない．NaCl のモル数を x，NaBr のモル数を y とすると，

$$58.5x + 102.9y = 219.9$$

$$143.3x + 187.8y = 474.4$$

この連立方程式を解くと，$x = 2$，$y = 1$．よって NaCl は 2 mmol = 117.0 mg，NaBr は 1 mmol = 102.9 mg

問 3

NaCl の分子量は 23.0 + 35.5 = 58.5

$$0.9 \text{ w/v}\% = \frac{0.9 \text{ [g]}}{100 \text{ [mL]}} = 9 \text{ [g/L]} = \frac{9}{58.5 \text{ [mol/L]}} = 0.154 \text{ mol/L}$$

よって 1.0 mol/L の塩化ナトリウム溶液（原液）15.4mL に水を加えて 100mL とすればよい（83235）．

問 4

浸透圧，蒸気圧降下，凝固点降下，沸点上昇などは束一性と呼ばれ，物質の濃度によらずそのモル濃度に依存する性質である．

NaCl 水溶液の場合　0.9% = 0.154 mol/L，ブドウ糖水溶液の場合　0.9

232

% = 0.05 mol/L

この問題の場合は，NaClやブドウ糖の正確な分子量を知らなくても，ブドウ糖のほうが分子量が大きいこと，すなわち同じ%濃度であれば，モル濃度としてはNaCl水溶液のほうが濃いことがわかれば解ける問題である．

a.　○

b.　×

c.　○

d.　×　　屈折率は束一性とは関係ないが，物質の結晶状態，密度，配光性，分極率などにより変化し，モル濃度が同じでも等しくはならない．

（86016）

問5

①この濃塩酸1 L中のHClの量は，$1000 \, \text{mL} \times 1.2 \times \dfrac{35}{100} = 420 \, [\text{g}]$

HClは1価の酸であるから，1 mol/L = 1 Nとなる．

濃塩酸1 L中のHClのmol数は，$\dfrac{420}{36.5} = 11.5 \, \text{mol/L}$

HClは1価の酸であるから，1 [mol/L] = 1 Nとなる．

11.5 mol/L = 11.5 N

②11.5倍に希釈すればよいので，$\dfrac{1000}{11.5} = 87 \, \text{mL}$　　よって濃塩酸87 mLが必要．

問6

平衡に達したときのCとDの濃度をxとすると，$[C] = [D] = x$，$[A] = 0.20 - x$，$[B] = 0.50 - x$となる．

よって，$K = \dfrac{x^2}{(0.20 - x)\,(0.50 - x)} = 1.0$

$x \fallingdotseq 0.14 \, \text{mol/L}$

よって，$[A] = 0.06 \, \text{mol/L}$，$[B] = 0.36 \, \text{mol/L}$，$[C] = [D] = 0.14 \, \text{mol/L}$

問 7

サルブタモール $0.2 \, \text{mmol/L}$ の溶液 $300 \, \text{mL}$ には $0.2 \times 0.3 = 0.06 \, \text{mmol}$ のサルブタモールが含まれている．サルブタモール硫酸塩 $1 \, \text{mol}$ から $2 \, \text{mol}$ のサルブタモールが生成するから，$0.03 \, \text{mmol}$ のサルブタモール硫酸塩が必要である．$0.03 \times 576.7 = 17.3 \, \text{mg}$

問 8

① この濃硫酸 $1 \, \text{L}$ 中の H_2SO_4 の量は，$1000 \, \text{mL} \times 1.8 \times \dfrac{96}{100} = 1728 \, \text{g}$

H_2SO_4 は 2 価の酸であるから，$1 \, \text{mol/L} = 2 \, \text{N}$ となる．

濃硫酸 $1 \, \text{L}$ 中の H_2SO_4 の mol 数は，$\dfrac{1728}{98} = 17.6 \, \text{mol/L} = 35.2 \, \text{N}$

② 濃硫酸は 96% なので，質量で $\dfrac{96}{10} = 9.6$ 倍に希釈すればよい．濃硫酸 $10 \, \text{mL}$ の質量は $10 \times 1.8 = 18 \, \text{g}$　9.6 倍に希釈するためには最終的に $18 \times 9.6 = 172.8 \, \text{g}$ の 10% 硫酸が調製できるようにすればよいのだから，$172.8 - 18 = 154.8 \, \text{g}$ の水が必要である．

問 9

$\dfrac{48.5}{121.14} \fallingdotseq 0.4 \, \text{mol}$．ストック溶液の Tris 濃度は $0.4 \, \text{mol/L}$ である．この溶液が 40 倍に希釈されるから，最終 Tris 溶液の濃度は $\dfrac{0.4}{40} = 0.01 \, \text{mol/L}$

234

問 10

$$\frac{5.7 \times 1.84 \times \dfrac{96}{100}}{5.7 \times 1.84 + (100 - 5.7)} \times 100 = 9.6 \text{ w/w\%}$$

$$\frac{5.7 \times 1.84 \times \dfrac{96}{100}}{100} \times 100 = 10.1 \text{ w/v\%}$$

$$\frac{5.7 \times 1.84 \times \dfrac{96}{100}}{98} \times \frac{1000}{100} = 1.0 \text{ mol/L}$$

1-5 弱電解質の pH

問 1

$K_w = [H^+][OH^-] = 1.0 \times 10^{-14}$ より，$[OH^-] = \dfrac{1.0 \times 10^{-14}}{4 \times 10^{-5}}$

$= 2.5 \times 10^{-10} \text{ mol/L}$

$pH = -\log [H^+] = -\log (4 \times 10^{-5}) = -(2 \log 2 - 5) = 4.4$

問 2

反応前の酢酸の濃度を x とすると，

	CH_3COOH	$\rightleftarrows$	$CH_3COO^- +$	H^+
反応前	x		0	0
反応後	$(1 - 0.002) x$		$0.002 x$	$0.002 x$

$K = \dfrac{[CH_3COO^-][H^+]}{[CH_3COOH]} = \dfrac{(0.002 x)^2}{(1 - 0.002)x} = 1.8 \times 10^{-5}$

$1 - 0.002 \fallingdotseq 1$ とすると，$(0.002)^2 x = 1.8 \times 10^{-5}$　よって $x = 4.5 \text{ mol/L}$

$[H^+] = 0.002 x = 0.009 = 9 \times 10^{-3} \text{ mol/L}$

$pH = -\log [H^+] = 3 - 2 \log 3 = 3 - 2 \times 0.48 = 2.04 \fallingdotseq 2.0$　pH 2.0

演習問題　解答編

問 3

$NH_3 + H_2O \rightleftarrows NH_4^+ + OH^-$

$K_b = \dfrac{[NH_4^+][OH^-]}{[NH_3]}$ 　$[NH_4^+] = [OH^-]$，アンモニアは弱塩基なので，電離度を無視して考えると $[NH_3] \fallingdotseq 0.1\,mol/L$

$[NH_4^+][OH^-] = [OH^-]^2 = K_b \times [NH_3] = 1.80 \times 10^{-5} \times 0.1 = 1.80 \times 10^{-6}$

$[OH^-] = (1.80 \times 10^{-6})^{\frac{1}{2}}$

$\log[OH^-] = \log(1.80 \times 10^{-6})^{\frac{1}{2}} = \dfrac{1}{2}(\log 1.8 \times 10^{-6}) = \dfrac{1}{2}(\log 1.8 + \log 10^{-6})$

ここで，$\log 1.8 = \log \dfrac{18}{10} = \log\left(2 \times \dfrac{3^2}{10}\right) = \log 2 + 2\log 3 - \log 10 = 0.30 + 2 \times 0.48 - 1 = 0.26$

$\log 10^{-6} = -6$

よって，$\log[OH^-] = \dfrac{1}{2}(0.26 - 6) = -2.87$

$pOH = -\log[OH^-] = 2.87$

$pH = 14 - pOH = 11.13 \fallingdotseq 11.1$

問 4

H_2S の電離平衡は，第 1 段階：$H_2S \rightleftarrows H^+ + HS^-$，第 2 段階：$HS^- \rightleftarrows H^+ + S^-$ であるが，第 2 段階は第 1 段階に比べて著しく小さいので無視できる.

$[H^+] = x$ とおくと，

	H_2S	$\rightleftarrows$	H^+	$+$	HS^-
（反応前）	0.05		0		0
（反応後）	$0.05 - x$		x		x

236

$$K = \frac{[H^+][HS^-]}{[H_2S]} = \frac{x^2}{0.05 - x}$$

ここで，$0.05 - x \fallingdotseq 0.05$ とおくと，

$$K \fallingdotseq \frac{x^2}{0.05} = 1 \times 10^{-7}$$

よって $x^2 = 0.05 \times 10^{-7}$

$\mathrm{pH} = -\log [H^+] = -\log (0.05 \times 10^{-7})^{\frac{1}{2}} = -\log (5 \times 10^{-9})^{\frac{1}{2}} = -\frac{1}{2} (\log 5 - 9) = 4.15 \fallingdotseq 4.2$

問5

$[H^+] = x \ (\mathrm{mol/L})$ とすると，$[CH_3COO^-] = [H^+] = x \ (\mathrm{mol/L})$，$[CH_3COOH] = 0.1 - x \ (\mathrm{mol/L})$

$$CH_3COOH \ \rightleftarrows \ CH_3COO^- + H^+$$

| 反応前 | 0.1 | 0 | 0 |
| 反応後 | 0.1 − x | x | x |

$$K = \frac{[CH_3COO^-][H^+]}{[CH_3COOH]} = \frac{x^2}{0.1 - x} = 1.8 \times 10^{-5}$$

$0.1 - x \fallingdotseq 0.1$ とすると，$\dfrac{x^2}{0.1} = 1.8 \times 10^{-5}$ よって $x^2 = 0.18 \times 10^{-5}$

$\mathrm{pH} = -\log [H^+] = -\log (0.18 \times 10^{-5})^{\frac{1}{2}} = -\log (18 \times 10^{-7})^{\frac{1}{2}} = -\frac{1}{2} (2\log 3 + \log 2 - 7) = 2.87 \fallingdotseq 2.9$

電解質の水溶液中濃度，pH，電離度の関係については，このパザパ薬学演習シリーズ ①「薬学分析化学演習」に詳しく述べられている．理解不足の場合には適宜参照して頂きたい．

1-6 弱電解質の電離平衡

問1

$$\log \left(\frac{\text{Base}}{\text{Acid}}\right) = \text{pH} - \text{p}Ka = 5.5 - 4.5 = 1 = \log 10 \quad \frac{\text{Base}}{\text{Acid}} = 10$$

よって A : B = 1 : 10

問2

$$\text{p}Ka = \text{pH} - \log \left(\frac{\text{Base}}{\text{Acid}}\right) = 3.0 - \log \left(\frac{1}{5}\right) = 3.0 - (\log 1 - \log 5) =$$
$$3.0 + \log 5 = 3.0 + 0.7 = 3.7$$

問3

$$\text{pH} = \text{p}Ka + \log \left(\frac{\text{Base}}{\text{Acid}}\right) = 8.0 + \log \left(\frac{5}{1}\right) = 8.7$$

問4

$$\text{p}Ka = \text{pH} - \log \left(\frac{\text{Base}}{\text{Acid}}\right) = 8 - \log 5 = 7.3$$

問5

$$\text{p}Ka = \text{pH} - \log \left(\frac{\text{Base}}{\text{Acid}}\right) = 9 - \log 5 = 8.3 \quad \text{pH} = 8.3 + \log \left(\frac{1}{1}\right)$$
$$= 8.3$$

問6

$$\text{p}Ka = \text{pH} - \log \left(\frac{\text{Base}}{\text{Acid}}\right) = 3 - \log \left(\frac{1}{5}\right) = 3 + \log 5 = 3.7$$

$$\text{pH} = 3.7 + \log \left(\frac{1}{3}\right) = 3.7 - \log 3 = 3.7 - 0.5 = 3.2$$

238

問 7

$$pH = 4.5 + \log \left(0.05 \times \frac{4}{0.2} \times 1\right) = 4.5$$

問 8

A $[a] = 4.74$ したがって ②

B $pH = pKa + \log \dfrac{Base}{Acid} = 4.74 + \log \dfrac{0.2 \times 50 - 1 \times 1}{0.2 \times 50 + 1 \times 1} = 4.74 +$

$\log \dfrac{9}{11}$

$= 4.74 + \log 0.8 = 4.74 + \log \dfrac{8 \times 1}{10} = 4.74 + 3 \log 2 - 1 =$

$4.74 + (3 \times 0.3) - 1 = 4.74 - 0.1 = 4.64$ したがって ②

C $pH = 4.74 + \log \dfrac{0.2 \times 50 + 2 \times 1}{0.2 \times 50 - 2 \times 1} = 4.74 + \log \dfrac{12}{8} = 4.74 + \log \dfrac{3}{2}$

$= 4.74 + \log 3 - \log 2$

$= 4.74 + 0.48 - 0.3 = 4.92$ したがって ③   (83016 改)

問 9

$pH = pKa + \log \dfrac{[HCO_3{}^-]}{[H_2CO_3]}$ $7.4 = 6.1 + \log \dfrac{[HCO_3{}^-]}{[H_2CO_3]}$

$\log \dfrac{[HCO_3{}^-]}{[H_2CO_3]} = 1.3$ $10^{1.3} = \dfrac{[HCO_3{}^-]}{[H_2CO_3]}$

$10^{1.3} = 10 \times 10^{0.3}$

ここで $\log_{10} 2 = 0.30$ より，$10^{0.3} = 2$ であることから，$10^{1.3} = 20$

よって，血漿中の $HCO_3{}^-$ 濃度は，H_2CO_3 の濃度の 20 倍

したがって ⑤   (97201)

問 10

ジアゼパムは塩基性の物質であるので，$pH = pKa + \log\dfrac{[分子形]}{[イオン形]}$ となる．

$$pH = pKa + \log\frac{[RH]}{[R^-]}$$

$pH = 3.2$ の場合，$3.2 = 3.5 + \log\dfrac{[RH]}{[R^-]}$　$-0.3 = \log\dfrac{[RH]}{[R^-]}$

$$0.3 = \log\frac{[R^-]}{[RH]}$$

$10^{0.3} = \dfrac{[R^-]}{[RH]}$　ここで $\log_{10} 2 = 0.30$ より，$10^{0.3} = 2$ であることから，

$$\frac{[R^-]}{[RH]} = 2$$

ジアゼパム水溶液の濃度が $20\ \mu g/mL$ であることから，$[R^-] + [RH] = 20\ \mu g/mL$ と考えると，

$$[RH] = 20 \times \frac{1}{3} \fallingdotseq 6.7\ \mu g/mL$$

$pH = 7.0$ の場合，$7.0 = 3.5 + \log\dfrac{[RH]}{[R^-]}$　$3.5 = \log\dfrac{[RH]}{[R^-]}$

$10^{3.5} = \dfrac{[RH]}{[R^-]}$　$10^{3.5} = 10^3 \times 10^{0.5}$　ここで $\log 3 = 0.48$ であることから，$10^{0.5} \fallingdotseq 10^{0.48} = 3$

$10^{3.5} = 3000 = \dfrac{[RH]}{[R^-]}$　$[RH]:[R^-] \fallingdotseq 3000:1$　よって $pH = 7.0$ でジアゼパムはほとんどが分子形 $[RH]$ として存在していることになる．つまり，$[RH] \fallingdotseq 20\ \mu g/mL$

吸着量は分子形濃度に比例するので，$\dfrac{6.7}{20} \times 2.3 = 6.9 \fallingdotseq 7.0$　よって

240

⑤　　　(99167)

pH	RH : R$^-$	[RH] (μg/mL)	吸着量 (μg/mg)
3.2	1 : 2	6.7	2.3
7.0	3000 : 1	20	6.9

1-7　溶解度と溶解度積
問 1

溶解度 C_s は $\dfrac{1.0}{5.0}$（mg/L）$= 0.2$（mg/L）分子量が 100 より

$C_s = \dfrac{0.2}{100} = 0.2 \times 10^{-5}$（mol/L）　　溶解度積は $K_{sp} = 4C_s^3 = 4 \times (0.2 \times 10^{-5})^3 = 3.2 \times 10^{-17}$

問 2

$BaSO_4 \rightleftarrows Ba^{2+} + SO_4^{2-}$　$C_s^2 = 1.07 \times 10^{-10}$ より $C_s = 1.03 \times 10^{-5}$（mol/L）
よって　$C_s = 1.03 \times 10^{-5} \times 233.4 = 2.4$ mg/L

問 3

$ZnS \rightleftarrows Zn^{2+} + S^{2-}$　　$C_s^2 = 2.9 \times 10^{-25} = 29.0 \times 10^{-26}$ より　$C_s = 5.4 \times 10^{-13}$
よって　$C_s = 5.4 \times 10^{-13} \times 97 = 5.2 \times 10^{-8}$ mg/L

問 4

$C_s = \dfrac{2}{2}$（mg/L）$= 1$（mg/L）　分子量が 400 より $C_s = \dfrac{1}{400} = 2.5 \times 10^{-6}$ （mol/L）

$K_{sp} = 4C_s^3 = 4 \times (2.5 \times 10^{-6})^3 = 6.3 \times 10^{-17}$

演習問題　解答編

問 5

$K_{sp} = (10 \times 10^{-6})^2 = 1.0 \times 10^{-10}$

問 6

$C_s = \dfrac{1.5}{150} = 1.0 \times 10^{-2}$ (mol/L)　　よって　$K_{sp} = 27C_s^{4} = 2.7 \times 10^{-7}$

問 7

$K_{sp} = 4C_s^{3} = 108 \times 10^{-18}$ より $C_s^{3} = 27 \times 10^{-18} = 3^3 \times 10^{-18}$
よって，$C_s = 3 \times 10^{-6}$ (mol/L) $= 3 \times 10^{-6} \times 100 = 0.3$ (mg/L)

問 8

$K_{sp} = 4C_s^{3} = 500 \times 10^{-21}$ より $C_s^{3} = 125 \times 10^{-21} = 5^3 \times 10^{-21}$
よって，$C_s = 5 \times 10^{-7}$ (mol/L) $= 5 \times 10^{-7} \times 100 = 0.05$ (mg/L)

問 9

$K_{sp} = 4C_s^{3} = 1.372 \times 10^{-18}$ より $C_s^{3} = 0.343 \times 10^{-18} = 0.7^3 \times 10^{-18}$
よって，$C_s = 0.7 \times 10^{-6}$ (mol/L) $= 0.7 \times 10^{-6} \times 400 = 0.28$ (mg/L)

問 10

略

〔第 2 章〕
2-1　粉体の計測
問 1

① 10^{12}　② 6×10^4（$= 6$ m²）　③ 10^{15}　④ 6×10^5（$= 60$ m²）　⑤ 10^{21}
⑥ 6×10^7（$= 6000$ m²）

242

問2

$$N = \frac{1}{\rho D_v{}^3}$$

問3

$$\frac{6}{\rho D_3}$$

問4

① $\dfrac{6}{\rho \pi D_v{}^3}$ 　　　② $N = \dfrac{6}{3.14 \times (10 \times 10^{-4})^3 \times 1.91} = 1.00 \times 10^9$

問5

$$S_w = 1.6 \times 10^{-19} \times \frac{10}{22400} \times 6.0 \times 10^{23} = 42.9 \quad (80084)$$

問6

2, 4　　(101175)

問7

24 倍

ストークスの式をもとに考える． $t = \dfrac{18\eta h}{(\rho - \rho_0)\, gD^2}$

粒子径を $\dfrac{1}{4}$ にすると沈降時間は 16 倍に，粘度を 1.5 倍にすると沈降時間は 1.5 倍になる．したがって，これらの変更により沈降時間は，16 × 1.5 = 24 倍になる（92166）.

演習問題　解答編

問8

小粒子：大粒子 = 2 : 1

$$D = \frac{A}{\sqrt{10}} \quad d = \frac{A}{\sqrt{20}}$$

$$\frac{D}{d} = \sqrt{\frac{20}{10}} = \sqrt{2}$$

問9

小粒子：大粒子 = 5 : 1

$$D = \frac{A}{\sqrt{1}} \quad d = \frac{A}{\sqrt{5}}$$

$$\frac{D}{d} = \sqrt{5}$$

問10

小粒子：大粒子 $= \dfrac{3}{2} : \dfrac{1}{2} = 3 : 1$

$$D = \frac{A}{\sqrt{t}} \quad d = \frac{A}{\sqrt{3t}}$$

$$\frac{D}{d} = \sqrt{3}$$

問11

略

問12

小粒子：大粒子 = 1 : 2

$$D = \frac{A}{\sqrt{10}} \quad d = \frac{A}{\sqrt{30}}$$

$$\frac{D}{d} = \sqrt{3}$$

問 13

小粒子：大粒子 = 1：2

$$D = \frac{A}{\sqrt{1}} \quad d = \frac{A}{\sqrt{2}}$$

$$\frac{D}{d} = \sqrt{2}$$

問 14

小粒子：大粒子 = 1：9

$$D = \frac{A}{\sqrt{20}} \quad d = \frac{A}{\sqrt{40}}$$

$$\frac{D}{d} = \sqrt{2}$$

問 15

小粒子：中粒子：大粒子
= 1：2：4

$$D_{大} = \frac{A}{\sqrt{5}} \quad D_{中} = \frac{A}{\sqrt{15}} \quad d = \frac{A}{\sqrt{20}}$$

$$\frac{D_{大}}{d} = \sqrt{4} = 2$$

$$\frac{D_{中}}{d} = \sqrt{\frac{4}{3}} = \frac{2}{3}\sqrt{3}$$

問 16

略

演習問題　解答編

2-2　粉体の性質
問 1

1.35 g/cm^3

真の体積：$\dfrac{2.00}{1.50} = \dfrac{4}{3}$

みかけの体積：V とすると，$0.1 = \dfrac{V - \dfrac{4}{3}}{V}$ より

$V = \dfrac{40}{27}$

みかけ密度 $= \dfrac{2.00}{\dfrac{40}{27}} = \dfrac{27}{20} = 1.35$ g/cm^3　　　（83167）

問 2

0.400 g/cm^3

問 3

62.5 %

$\dfrac{8 - 3}{8} = \dfrac{5}{8} = 0.625$

問 4

$\dfrac{4 - a}{4\,(1 - a)}$

問 5

1100 cm^3

246

医薬品粉末のみかけの体積を V とすると,

$$0.2 = 1 - \frac{1280}{1.6V}$$

V = 1000

粉体のみかけ体積の 10％増を容器内容積として余分に見込むので求める体積は, 1100 cm^3 (86168).

問 6

35.7％

静かに充填した際の真の粉体の容積：3 × 10 × (1 − 0.55) = 13.5 mL

タップ充填した際の空隙率：$\dfrac{3 × 7 − 13.5}{3 × 7}$ = 0.357 　(91167)

問 7

1.0 g/cm^3

タッピング前，空隙率が 25％なので粉体の体積は 500 mL の 75％で 375 mL，また，粉体の密度が 1.2 g/cm^3 なので粉体の重さは 375 × 1.2 = 450 g になる．タッピング後，粉体が占める体積を x mL とすると，空隙率が 17％なので粉体の体積は x mL の 83％で x × 0.83 mL，また，粉体の密度が 1.2 g/cm^3 なので粉体の重さは x × 0.83 × 1.2 = 450 g となる．よって，みかけの体積は x = 451.8 mL，タッピング後の粉体層のかさ密度は，450 ÷ 451.8 = 0.996 ≅ 1.0 g/cm^3 となる (100176).

別解：$\varepsilon = 1 - \dfrac{\rho}{\rho_0}$, ε = 0.17, ρ_0 = 1.2 より，ρ = 1.0 となる．

問 8

略

演習問題　解答編　　　*247*

問 9
a, d　　（91168）

問 10
b, d　　（92167）

問 11
ある温度での飽和水蒸気圧（P_0）に対する蒸気圧（P）を％で表したもの.

問 12
ある温度で水溶性薬品が急激に吸湿し始める相対湿度.

問 13
水に可溶な結晶性粉末の臨界相対湿度は変化しない（水に不溶な結晶性粉末には臨界相対湿度が存在しない. 通常は, ラングミュアー型あるいは BET 型の吸着等温線になる）.

問 14
0.20

問 15
52％　　（90168）

問 16
1, 3, 5, 6, 9, 13, 17, 19, 20, 21, 23, 25, 26, 28, 29, 30, 31, 33, 34

248

〔第 3 章〕

3-1 溶解速度

問 1

① 増加，②減少，③増加，④減少

問 2

$$\frac{\ln \frac{3}{2}}{kS}$$

問 3

$\ln (C_s - C)$ （78085）

問 4

傾き：増加　　切片の値：増加

$$\ln (C_s - C) = -kSt + \ln (C_s - C_0) \qquad k = \frac{D}{Vh} \qquad D = \frac{kT}{6\pi\eta r}$$

温度（T）の増加により，値が増加するパラメーターは k．また，薬物の溶解過程は吸熱なので温度の上昇とともに溶解度 C_s も増加する．

問 5

$0.01 (cm^{-2} \cdot min^{-1})$

問 6

シンク条件なので　　$\dfrac{dC}{dt} = kSC_s$

グラフの値を式に代入すると　　$\dfrac{(10 - 0)}{(5 - 0)} = k \times 5.0 \times 1000$

よって，$k = 0.0004 (min^{-1} \cdot cm^{-2})$ （88168）

問 7

5

温度は拡散係数 D の分子に含まれ，ノイエス-ホイットニーの式の傾き k は温度に比例する：$k\ (T_2)\ >\ k\ (T_1)$

溶解過程が吸熱の場合，溶解度は高温の方が高い：$C_s\ (T_2)\ >\ C_s\ (T_1)$

(90169)

問 8

質量$^{\frac{1}{3}}$×時間$^{-1}$

問 9

1.0 g

$8.0^{\frac{1}{3}} - M^{\frac{1}{3}} = 0.10 \times 10 = 1.0$

$M^{\frac{1}{3}} = 1.0 \qquad M = 1.0$

問 10

約 88%

溶解した薬物量は，$8.0 - 1.0 = 7.0$ g

したがって，溶解した薬物の割合は，$\dfrac{7.0}{8.0} \times 100 = 87.5\%$

問 11

65.7%

$1.00^{\frac{1}{3}} - M^{\frac{1}{3}} = 0.0500 \times 6 = 0.300$

$M^{\frac{1}{3}} = 0.700 \qquad M = 0.343 \qquad$ 溶解した薬物の割合は，$(1.00 - 0.343)$

$\times\ 100\ =\ 65.7\%$ (92169)

問 12

2 (98179)

250

問13

1, 4, 5, 7, 9, 11, 12

〔第4章〕

4-1 界面現象

問1

c, d が正しい.

a. × 図中のⅠ型溶液の濃度変化に対する表面張力の変化は, グラフの勾配より $d\gamma/dC > 0$ であるから $\Gamma < 0$ で負吸着. 塩化ナトリウムのような無機電解質やショ糖などの水溶液にみられる.

b. × 図のⅡ型では $d\gamma/dC < 0$ であり $\Gamma > 0$ となり, 一般的な水溶性有機化合物（アルコールや脂肪酸など）にみられる.

c. ○ Ⅲ型のように希薄溶液で急激に表面張力を下げるのは界面活性剤の特徴である.

d. ○

e. ×

（87020）

問2

c, d が正しい.

a. × Bは臨界ミセル形成濃度cmcであり, ミセル形成が始まる濃度である.

b. × cmcよりさらに界面活性剤が添加されると, ミセル形成はさらに進行する.

c. ○

d. ○

（85170）

演習問題　解答編　　*251*

問 3

c のみ正しい.

a.　×　① が表面張力を表し，② は浸透圧変化を表している.

b.　×　折れ曲がりを生じるのは，ミセルを形成するからである.

c.　○

d.　×　非イオン性界面活性剤でもミセルが形成され，cmc が測定できる.

e.　×　非極性溶媒中では，極性基（親水基）を内側に向け，非極性基（疎水性基）を外側に向けたミセルが形成される.

（88170）

問 4

1 が正しい.

1.　○

2.　×　縦軸に可溶化能（可溶化力）をとった場合には右上がりのグラフとなる.

3.　×　曇点は非イオン性界面活性剤でみられる.

4.　×　クラフト点はイオン性界面活性剤で測定される. 横軸に温度，縦軸に溶解度をとった場合，ある温度で溶解度が急に上昇するグラフとなる.

5.　×　Span 60 の HLB は約 4.7, ポリソルベートの HLB は約 15 であり, Span 60 の比率を大きくした場合には，HLB は単純に減少し屈曲点のあるグラフとならない.

6.　×　ラウリル硫酸ナトリウムの HLB は 20 以上であり，5 と同様の理由により，このようなグラフにならない.

（93171）

問 5

1 が正しい.

イオン性界面活性剤は，クラフト点以上で水に対する溶解度が著しく増大する．クラフト点で臨界ミセル濃度に達してミセルが生成し始めるため，みかけ上溶解度が急に上昇する（87169）．

問 6

b, d が正しい．

a.　×　界面活性剤は溶液の表面張力を小さくする．

b.　○

c.　×　油などの非極性溶媒中では，極性基（親水基）を内側に向け，非極性基（疎水性基）を外側に向けたミセルが形成される．

d.　○

（84171）

問 7

b, d が正しい．

a.　×　イオン性界面活性剤は，クラフト点以上ではほとんどがミセルになって溶解している．

b.　○

c.　×　HLB が大きい界面活性剤ほど親水性である．

d.　○

（91170）

問 8

c, d が正しい．

a.　×　前者はラウリン酸（C12），後者はステアリン酸（C18）をそれぞれソルビタンとエステル結合させたものでステアリン酸の方が脂溶性が高い．脂溶性が高いほど HLB は小さい値をとる．

b.　×　炭素数が増加するとクラフト点は高くなる．

c.　○

演習問題　解答編　　　*253*

d.　○

（94171）

問9

陽イオン性：塩化ベンザルコニウム

陰イオン性：ラウリル硫酸ナトリウム

非イオン性：セスキオレイン酸ソルビタン，ラウロマクロゴール（ポリオキシエチレンラウリルエーテル），ソルビタンモノラウレート（Span 20）

4-2　HLB の計算
問1

$$\frac{3.7 \times 5.0 + 15.0 \times x}{5.0 + x} = 12$$

$$18.5 + 15\,x = 60 + 12\,x$$

$$3\,x = 41.5$$

$$x \fallingdotseq 13.8 \text{ g}$$

問2

仮に A の混合容積を 1 とおき，B を x とすると，

$$\frac{2.2 \times 1 + 15.0 \times x}{1 + x} = 11.8$$

$$2.2 + 15\,x = 11.8 + 11.8\,x$$

$$3.2\,x = 9.6$$

$$x = 3$$

$$A : B = 1 : 3$$

問3

A の HLB を x とおくと，

254

$$\frac{x \times 60 + 15.0 \times 20}{60 + 20} = 9.0$$

$$60\,x + 300 = 720$$

$$x = \frac{420}{60}$$

$$= 7$$

問 4
HLB = 17.6

問 5
$HLB_A = 5$

問 6
ソルビタントリオレート：モノステアリン酸グリセリン = 1：4 = 2：8
ソルビタントリオレートの添加量は 2 g

問 7
ポリオキシエチレンモノラウレートの添加量は 29.0 g

問 8
オレイン酸カリウム：ソルビタンモノパルミテート = 1：1.5 = 2：3
よってオレイン酸カリウムは 2 g 必要

問 9
ソルビタンモノオノレートは 17 g 必要

問 10
略

演習問題　解答編　　*255*

4-3　分散系
問1
dのみ正しい.
- a. ×　液中に分散したコロイド粒子はブラウン運動をしており, 安定な分散系として存在する.
- b. ×　親水コロイドに多量の電解質を加えると塩析する.
- c. ×　クリーム分離では, 油滴同士の合一は起きていないために, 撹拌などでもとの均一なエマルションへと戻ることができる.
- d. ○　分散媒の粘度が高くなるとケーキングが起こりにくくなる.

問2
b, dが正しい.
- a. ×　スダンⅢは油溶性色素なので, 着色されるならばw/o型である.
- b. ○　o/w型は高い電導性を示すが, w/o型はほとんど電導性を示さない.
- c. ×　エマルションは, 外相と同じ性質の溶媒で容易に希釈される. 水で容易に希釈されるのはo/w型である.
- d. ○　o/w型は水で希釈されると粘度が低下し, 油を添加すると粘度が上昇する.

（92170）

問3
c, dが正しい.
- a. ×　クリーミングは, エマルションの分散粒子が内相と外相の密度差により, 浮上または沈降する現象で, 振とうによりもとに回復する. 合一分離の場合は, 分散粒子が集合して二層に分離し, 不可逆的である.
- b. ×　一般的には, 相の体積比が内相：外相＝5：5のときに最も安定なエマルションが生成する.

256

c. ○

d. ○ エマルションは液滴（分散粒子）の静電的反発力（ゼータ電位）の増大によって安定化される．ゼータ電位がその系に依存したある一定の値以下に減少すると，液滴の引き合う力は反発する力を超えるために液滴は集合し，不可逆的な凝集体を形成する．

（86173）

問 4

a, c が正しい．

a. ○

b. × タルクは懸濁剤として用いられない．
懸濁剤としては，アラビアゴムの他，カルメロースナトリウム，メチルセルロース（MC），ヒドロキシプロピルセルロース（HPC）などが使われる．

c. ○ 転相が生じる温度を転相温度（phase inversion temperature：PIT）といい，PIT より高温で粗乳化を行い，撹拌しながら冷却すると，均質な乳剤を作製することができる．

d. × HLB 値の大きな乳化剤は，o/w 型乳剤を安定化させる．

（83170）

問 5

b, c, d が正しい．

a. × 乳化剤の種類や濃度は界面張力を変化させるので，粒子径は変化する．

b. ○

c. ○

d. ○

（87170）

演習問題　解答編　　*257*

問 6

b，c が正しい．

a. × （1）では，粒子を接近させる熱運動エネルギーに比べて，極大点でのポテンシャルエネルギーが十分大きいので，粒子の凝集は起こらない．

b. ○

c. ○

d. × 塩の添加によりコロイド粒子の表面電荷が中和されるので，コロイド粒子間の静電的反発力が弱まる．

（94021）

問 7

a のみ正しい．

a. ○

b. × 親水軟膏は o/w 型であり，調製中に冷却により w/o 型から o/w 型に転相する．

c. × 大豆油とレシチンで調製した o/w 型エマルションはリピッドマイクロスフェアと呼ばれている．リポソームとは，レシチンの二重膜で覆われた球状の小胞体である．

（82174，83176，86179，94179）

〔**第 5 章**〕

5-1　レオロジー

問 1

1. 塑性流動，2. 準粘性流動，3. 粘性流動，4. チキソトロピー，
5. ダイラタント流動，6. 準塑性流動

問 2

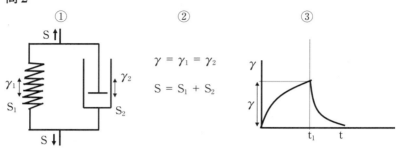

5-2 粘度計
問 1
2, 4, 6, 8, 10, 12, 13, 15, 17, 18, 19, 20, 21

〔第 6 章〕
6-1 0 次, 1 次, 2 次反応のみきわめ
問 1
半減期が初濃度に反比例するのは, 2 次反応である.

$t_{1/2} = \dfrac{[A]_0}{k}$ k：反応速度定数

問 2
半減期が初濃度に依存しないのは, 1 次反応である.

$t_{1/2} = \dfrac{\ln 2}{k}$ k：反応速度定数

問 3
半減期が初濃度に比例するのは, 0 次反応である.

$t_{1/2} = \dfrac{[A]_0}{2k}$ k：反応速度定数

問4

4

0，1，2次の反応においては，反応速度定数はすべて時間の関数であり，単位の一部として時間$^{-1}$が必須である．また，すべての反応において半減期と反応速度定数は反比例する．

0次反応では半減期が初濃度に比例する．つまり反応速度定数は（初）濃度に反比例する．よって単位の分子部分に濃度の項が追加され，濃度・時間$^{-1}$となる．

1次反応では半減期が初濃度に無関係なので，反応速度定数に濃度の項は入らず，単位は時間$^{-1}$となる．

2次反応では，半減期は初濃度に反比例する．つまり反応速度定数は（初）濃度に比例する．よって単位の分母部分に濃度の項が追加され，次元は濃度$^{-1}$・時間$^{-1}$となる（83019）．

問5

a と b が正しい．C（2次反応）の残存量の逆数は時間とともに直線的に増加する．A（0次反応）は，半減期以降で残存量が最も少ない（88023）．

問6

b と c が正しい（85166）．

問7

a，b，c，d すべてが正しい（81166）．

問8

2

薬物 B は 0 次反応で消失するので，初濃度が C_0 のときの半減期が 1 年である．つまり 1 年間で $\frac{1}{2}C_0$ 分解するのだから，さらに 1 年経過（通算で 2 年）すると濃度が 0 になる．薬物 A は 1 次反応で消失するので，初濃度に関係なく半減期は 1 年である．さらに 1 年経過すると，濃度はさらに半分になる．つまり 2 年間で $\frac{1}{4}C_0$ となる（86166）．

問9

グラフの縦軸が対数表示になっているので，この反応は 1 次反応である．縦軸は一見等間隔のようにみえるが，例えば $\log C = 1.6$ は $C ≒ 39.8$，$\log C = 1.2$ は $C ≒ 15.8$，$\log C = 0.8$ は $C ≒ 6.3$，$\log C = 0.4$ は $C ≒ 2.5$ であり，C に換算すると等間隔ではない．

反応速度定数はこの直線の傾き $(-k)$ から求めることができる．例えば 4 時間 (t_1) と 8 時間 (t_2) のポイントをとるとすれば，

$k = -\dfrac{\ln C_2 - \ln C_1}{t_2 - t_1} = -2.303 \times \dfrac{\log C_2 - \log C_1}{t_2 - t_1} = -2.303 \times \dfrac{0.8 - 1.2}{8 - 4} ≒$

0.23 (hr^{-1})．よって $t_{1/2} = \dfrac{0.693}{k} ≒ 3\ hr$

1 次反応は $[A] = [A]_0 e^{-kt}$ すなわち $\ln [A] = \ln [A]_0 - kt$，または $\log [A] = \log [A]_0 - \dfrac{kt}{2.303}$ で表される．薬物 A の 99 ％ が分解する時間を求めると，$\log (0.01 \cdot [A]_0) = \log [A]_0 - 0.1\,t$ すなわち $\log 0.01 = -0.1\,t$ であるから，$t = 20\ hr$ となる．したがって 20 時間後には約 99 ％ が分解することが予測される．

よって d のみが正しい（91165）．

演習問題　解答編

問 10
略

6-2　0 次反応
問 1
0 次反応では半減期は初濃度に比例するので，初濃度が 2 倍であれば半減期も 2 倍になる．有効期間とは残存率が 90 ％になるまでの時間であり，0 次反応においては半減期の $\frac{1}{5}$ である．

半減期は 60 日，有効期間は 12 日．

問 2
0 次反応では半減期は初濃度に比例するので，初濃度が $\frac{1}{4}$ であれば半減期も $\frac{1}{4}$ になる．有効期間は 0 次反応においては半減期の $\frac{1}{5}$ である．

半減期は 30 日，有効期間は 6 日．

問 3
有効期間とは残存率が 90 ％になるまでの時間であり，0 次反応においては半減期の $\frac{1}{5}$ である．よってこの場合，半減期を 35 日（ = 7 日 × 5）に設定したい．0 次反応では半減期は初濃度に比例するので，初濃度を $\frac{1}{2}$ にすれば半減期も $\frac{1}{2}$ になる．4 mol/L $\times \frac{1}{2} = 2$ mol/L

問 4
0 次反応の場合は，半減期は初濃度 $[A]_0$ に比例する．初濃度が b 倍になれば半減期も b 倍になる．よって初濃度が b mol/L のときの半減期は

a·b 日．反応速度定数 $k = \dfrac{[A]_0}{2 \cdot t_{1/2}} = \dfrac{b}{2ab} = \dfrac{1}{2a}$ mol/L/day

問 5
略

6-3　1次反応（1）　グラフの書き方，読み方
問 1

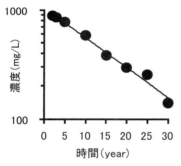
ある薬物の分解反応

$k = 0.058$ 年$^{-1}$　　　$t_{1/2} = 12$ 年

なお，初期値は 1000 mg/L，$t_{90} = 1.8$ 年である．

問 2

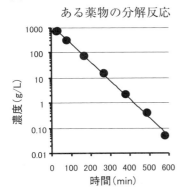

ある薬物の分解反応

$k = 0.017 \text{ min}^{-1}$　　$t_{1/2} = 42 \text{ min}$

なお，初期値は 1200 g/L, $t_{90} = 6.4$ min である．

問 3

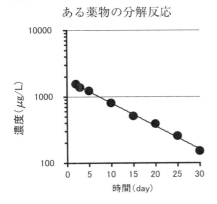

ある薬物の分解反応

$k = 0.082 \text{ day}^{-1}$　　$t_{1/2} = 8.5$ 日

なお，初期値は 1800 μg/L, $t_{90} = 1.3$ 日である．

問4

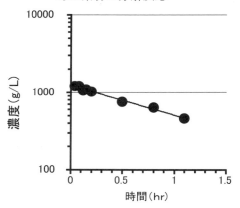

$k = 0.87 \text{ hr}^{-1}$ $t_{1/2} = 0.80 \text{ hr}$

なお,初期値は 1200 g/L, $t_{90} = 0.12$ hr である.

問5

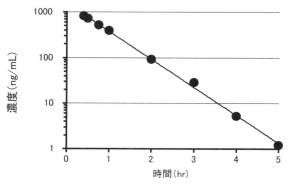

演習問題　解答編

$k = 1.39\ \mathrm{hr}^{-1}$　　　$t_{1/2} = 0.50\ \mathrm{hr}$

なお，初期値は 1500 ng/mL，$t_{90} = 0.076\ \mathrm{hr}$ である.

6-4　1 次反応（2）
問 1
$$t_{1/2} = \frac{0.693}{0.231} = 3.0\ \mathrm{hr}$$

問 2
$$k = \frac{\ln 2}{500} = \frac{0.693}{500} = 0.001386 \fallingdotseq 0.0014\ \mathrm{day}^{-1}$$

問 3
$$k = \frac{\ln 2}{500} = \frac{0.693}{500} = 0.001386 \fallingdotseq 0.0014\ \mathrm{day}^{-1}$$

$$t_{90} = \frac{0.105}{k} = \frac{0.105}{0.0014} = 75\ \mathrm{day}$$

問 4
$$k = \frac{\ln 2}{500} = \frac{0.693}{500} = 0.001386 \fallingdotseq 0.0014\ \mathrm{day}^{-1}$$

$$0.95 = \mathrm{e}^{-kt} = \mathrm{e}^{-0.0014\,t}$$

$$\ln 0.95 = -0.0014\,t$$

ここで，$\ln 0.95 = \ln \dfrac{95}{100} = \ln 95 - \ln 100 = 4.553 - 4.605 = -0.052$

$$t = \frac{-0.052}{-0.0014} = 37\ \text{日}$$

266

問 5

$$k = \frac{\ln 2}{231} = \frac{0.693}{231} = 0.003 \text{ hr}^{-1}$$

30％が分解するのだから 70％（0.7）が残存することとなる.

$$0.7 = e^{-kt} = e^{-0.003\,t}$$

$$\ln 0.7 = -0.003\,t$$

$$t = \frac{\ln 0.7}{-0.003} = 119 \text{ hr}$$

問 6

$$k = \frac{\ln 2}{231} = \frac{0.693}{231} = 0.003 \text{ hr}^{-1}$$

$$0.7 = e^{-kt} = e^{-0.003\,t}$$

$$\log 0.7 = -\frac{0.003\,t}{2.303}$$

$$t = \frac{-0.155}{-0.003} \times 2.303 = 119 \text{ hr}$$

問 7

$$k = \frac{\ln 2}{693} = \frac{0.693}{693} = 0.001 \text{ hr}^{-1}$$

$$0.8 = e^{-kt} = e^{-0.001\,t}$$

$$\log 0.8 = -\frac{0.001\,t}{2.303}$$

ここで, $\log 0.8 = \log (2 \times 2 \times 2 \div 10) = 3 \log 2 - \log 10 = 3 \times (0.301) - 1 = -0.097$

よって, $t = \dfrac{-0.097}{-0.001} \times 2.303 = 223.4 \text{ hr} = 9.3$ 日

演習問題　解答編　　　　*267*

$\log\,(a \times b) = \log a + \log b,\;\; \log \dfrac{a}{b} = \log a - \log b$ は覚えておくべき公

式である.

問 8

$k = \dfrac{\ln 2}{23.1} = \dfrac{0.693}{23.1} = 0.03$ 年 $^{-1}$

$[A] = [A]_0 \cdot e^{-kt} = 1 \cdot e^{-0.03 \cdot 1} = 0.97$ よって残存率は 97%

問 9, 問 10
略

6-5　2 次反応
問 1

2 次反応では半減期は初濃度に反比例するので, 初濃度が 2 倍であれば

半減期は $\dfrac{1}{2}$ になる. 有効期間とは残存率が 90% になるまでの時間で

あり, 2 次反応においては半減期の $\dfrac{1}{9}$ である.

半減期は 15 日, 有効期間は約 1.7 日.

問 2

2 次反応では半減期は初濃度に反比例するので, 初濃度が $\dfrac{1}{4}$ であれば半

減期は 4 倍になる. 有効期間は 2 次反応においては半減期の $\dfrac{1}{9}$ である.

半減期は 480 日, 有効期間は約 53 日.

268

問3

b, d が正しい (92021).

問4

4

2次反応では，$t_{1/2} = \dfrac{1}{k \cdot C_0}$ で表される．この式の両辺の対数をとると，

$\log t_{1/2} = - \log k - \log C_0$．縦軸に $\log t_{1/2}$，横軸に $\log C_0$ をとると，切片が $- \log k$，勾配が -1 の直線になる (88166)．

問5

2次反応においては，$t_{1/2} = \dfrac{1}{C_0 \cdot k}$ で表される．つまり $k = \dfrac{1}{C_0 \cdot t_{1/2}}$

$k = \dfrac{1}{0.2 \times 20} = 0.25$ L/(mol·s) よって2 (94024)．

6-6 擬0次反応，複合反応 (逐次反応，可逆反応，併発反応)
問1

b と e が正しい (83166)．

問2

c と d が正しい．5時間までの0次反応の反応定数 k_0 は図1における5時間までの直線の傾きで表されるので，$k_0 = \dfrac{12.5 - 5}{5 - 0} = 1.5$ (g/L/hr)

1次反応の反応定数 K_1 は反応の初濃度を C_0 とすると，$k_0 = k_1 \times C_0$，すなわち $k_1 = \dfrac{k_0}{C_0}$ で表される．1次反応における初濃度は5時間時における濃度 (飽和濃度) であるから，$C_0 = 5$ (g/L)

演習問題　解答編

よって，$k_1 = \dfrac{1.5}{5} = 0.3$（hr^{-1}）.

1次反応における半減期は，$t_{\frac{1}{2}} = \dfrac{\ln 2}{k_1} = \dfrac{0.69}{0.3} = 2.3$ hr．したがって，5時間時から2半減期経った9.6時間後には5時間時の$\dfrac{1}{4}$になる．$5 \times \dfrac{1}{4}$ = 1.25 g/L（93166）.

問3
a

a.　○　通常Aの減少速度は v $= -\dfrac{d[\mathrm{A}]}{dt}$，Pの増加速度は v $= \dfrac{d[\mathrm{P}]}{dt}$で表される．この際，$-\dfrac{d[\mathrm{A}]}{dt} = \dfrac{d[\mathrm{P}]}{dt} = $定数の場合を0次反応という．6-2　0次反応の節参照．

b.　×　平衡が成り立っている場合は，平衡定数 $K = \dfrac{[\mathrm{A}]}{[\mathrm{B}]} = \dfrac{k_2}{k_1}$となるが，$k_1$が$k_2$と等しい必要はない．

c.　×　律速段階とは，逐次反応においてその系全体の速度を決める素反応の段階をいい，最も遅い段階，つまり速度定数が最も小さい段階をいう．

（81036）

問4
aとd

a.　○　AとBが反応してCとDができるということは，A分子とB分子が衝突して原子の組み換えが起こり，新しい分子になるということである．このような場合にはAとBとの複合体が形成されると考えられ，このような状態を遷移状態という．

270

b. ×　必ずしも等しいわけではない．活性化エネルギーが等しいということは反応前と反応後でエネルギー準位に変化がないということであり，エンタルピー変化がない場合に限られる．

c. ×　吸熱反応か発熱反応かということは反応前後のエネルギー準位で決まるのであり，活性化エネルギーは関係しない．

d. ○　反応が1つの素反応のみで成り立っている例は少なく，いくつかの素反応の複合で成り立っている．触媒を加えることによりエネルギー的に有利な反応経路や遷移状態をとるため，活性化エネルギーが低下する．

（84021）

問5

a

a. ○　A → B よりも B → C の反応のほうが遅い場合は，B の濃度が A よりも多くなる．この場合，B → C の反応を律速段階と呼ぶ．

b. ×　可逆反応の平衡状態において，P → Q と Q → P の反応速度が等しいということであり，必ずしも双方の濃度が等しいわけではない．P → Q と Q → P のそれぞれの反応速度定数が等しい特殊な場合には双方の濃度は平衡状態において等しくなる．

c. ×　最も遅く進行する反応（律速反応）で決まる．

d. ×　アレニウスの式によれば，反応速度は活性化エネルギーの他に，頻度因子や絶対温度にも影響される．

（85022）

問6

5

可逆反応の平衡定数は $K_{eq} = \dfrac{k_1}{k_{-1}} = \dfrac{[\mathrm{B}]_{eq}}{[\mathrm{A}]_{eq}}$ で表される．グラフから，平衡時の化合物 A の濃度が20%，B が80%であるから，k_1 は k_{-1} の4倍

である．これに該当する解答は 5 である．

厳密には以下のように解く．1 次反応の速度式は，$\ln [A] = \ln [A]_0 - kt$ で表され，平衡状態においては，$\ln ([A] - [A]_{eq}) = \ln ([A]_0 - [A]_{eq}) - (k_1 + k_{-1})t$，$k_1$ は k_{-1} の 4 倍，$t = 23$ min のとき $[A] = 60$ %，$[A]_{eq} = 20$ % を代入して $k_1 = 0.024$ min^{-1} を得る（93021）．

6-7 反応速度に影響する因子：温度
問1
b，d が正しい．

a. × 医薬品の分解反応の半減期は，1 次反応は反応物質の初濃度に影響されないが，0 次反応では初濃度に比例し，2 次反応では反比例する．

b. ○ 問題 1 および Check Point にあるように，速度定数と温度の関係はアレニウスの式で表される．高温条件における分解速度の大小だけでは室温条件での安定性を推測できない．

c. × 緩衝液中の電解質（すべての電解質）が触媒として働くのは一般酸塩基触媒による分解反応である．特定の酸・塩基，主に水素イオン，水酸化物イオンが触媒となる反応を特殊酸塩基触媒による反応と呼ぶ．

d. ○ 溶解過程が律速段階となり，一般に同じ薬物でも粒子径が小さく表面積が大きいほど溶解速度が速くなる．

（80076）

問2
b のみ正しい（82027）．

問3
c と d が正しい（86023）．

272

問4

b, c, e が正しい.

a. 横軸に T の逆数をとると右下がりの曲線を描く.

d. E_a が等しければ2つの化合物の速度定数の大小関係は温度に依存しない.

（87022）

問5

b と d が正しい.

a. $\dfrac{d \ln k}{dt} = \dfrac{E_a}{RT^2}$

c. 反応後の系に傾く.

（91021）

問6

c と d が正しい.

a. k は温度の上昇とともに上昇する.

b. 傾きは $-\dfrac{E_a}{R}$ である.

（92022）

問7

5

傾きが $-\dfrac{E_a}{R}$ を表している. $-\dfrac{E_a}{R} = -8400$ （K）

$E_a = 8400 \times 8.3 = 6.97 \times 10^4 \fallingdotseq 7.0 \times 10^4$ 　　（89163）

問8

$$\frac{1}{13 + 273} \fallingdotseq 3.5 \times 10^{-3} \ (\mathrm{K}^{-1}) \quad \frac{1}{30 + 273} = 3.3 \times 10^{-3} \ (\mathrm{K}^{-1})$$

グラフより 13℃ から 30℃ に上がったときに，$\log t_{1/2}$ は 3.0 から 2.0 に減少している，つまり $t_{1/2}$ は $\frac{1}{10}$ になっていることがわかる．反応速度は半減期に反比例することから，反応速度は 10 倍になっている（90166）.

6-8　反応速度に影響する因子：pH
問1

b と d が正しい．

a.　×　アレニウスプロットによれば，活性化エネルギーが大きいほど直線の勾配が急になるので，温度の影響を受けやすくなる．

c.　×　溶媒の誘電率も反応速度に影響を及ぼす．誘電率が減少したときには，同じ電荷のイオン間では反応速度は減少し，異なる電荷のイオン間では反応速度は増大する．

（87166）

問2

3

水酸化物イオンのみによって分解する医薬品の速度定数は，$k = k_{\mathrm{OH}} [\mathrm{OH}^-] = k_{\mathrm{OH}} \cdot \dfrac{K_{\mathrm{w}}}{[\mathrm{H}^+]}$ で表される．pH 12 においては，$0.1 = k_{\mathrm{OH}} \cdot \dfrac{1 \times 10^{-14}}{1 \times 10^{-12}}$

$$k_{\mathrm{OH}} = 10 \ (\mathrm{min}^{-1})$$

pH 8 においては，$k_{\mathrm{pH\,8}} = 10 \cdot \dfrac{1 \times 10^{-14}}{1 \times 10^{-8}} = 1 \times 10^{-5} \ \mathrm{min}^{-1}$

（79078）

問3

水溶液中の分解 1 次速度定数が $k = k_H [H^+] + k_{OH} [OH^-]$ で表される場合，最も安定に存在できる条件では $pH = 7 + \frac{1}{2} \log \frac{k_H}{k_{OH}}$ が成立する．$8 = 7 + \frac{1}{2} \log \frac{k_H}{1.0 \times 10^3}$ より $\log \frac{k_H}{1.0 \times 10^3} = 2$．$k_H = 100 \times 1.0 \times 10^3 = 1.0 \times 10^5$ L/mol·hr

問4

$5 = 7 + \frac{1}{2} \log \frac{1.0 \times 10^2}{k_{OH}}$ より $\log \frac{1.0 \times 10^2}{k_{OH}} = -4$

$k_{OH} = \frac{1.0 \times 10^2}{10^{-4}} = 1.0 \times 10^6$ L/mol·hr

問5

$pH = 7 + \frac{1}{2} \log \frac{k_H}{k_{OH}} = 7 + \frac{1}{2} \log \frac{1.0 \times 10^9}{1.0 \times 10^5} = 9$

問6

$pH = 7 + \frac{1}{2} \log \frac{k_H}{k_{OH}} = 7 + \frac{1}{2} \log \frac{1.0 \times 10^2}{1.0 \times 10^3} = 7 - 0.5 = 6.5$

問7

$pH = 7 + \frac{1}{2} \log \frac{k_H}{k_{OH}} = 7 + \frac{1}{2} \log \frac{1.0 \times 10^2}{1.0 \times 10^4} = 7 - 1 = 6$

問8

$6 = 7 + \frac{1}{2} \log \frac{1.0 \times 10^2}{k_{OH}}$ より $\log \frac{1.0 \times 10^2}{k_{OH}} = -2$

演習問題　解答編

$$k_{\mathrm{OH}} = \frac{1.0 \times 10^2}{10^{-2}} = 1.0 \times 10^4 \text{ L/mol·hr}$$

問 9

$$5 = 7 + \frac{1}{2} \log \frac{k_{\mathrm{H}}}{k_{\mathrm{OH}}} \qquad \log \frac{k_{\mathrm{H}}}{k_{\mathrm{OH}}} = -4 \qquad k_{\mathrm{H}} : k_{\mathrm{OH}} = 10^{-4} : 1 \quad \text{あるいは}$$

$$1 : 10^4$$

問 10
略

問 11

b のみが正しい．アスピリンの加水分解についての知識がないと解けない．

a. ×　アスピリンの加水分解は水素イオンと水酸化物イオンによって
　　　触媒される一次反応である．

c. ×　アスピリンは酸性薬物であるので，pH 2 以下では分子形（非イ
　　　オン形）が増加し，これが水素イオンによって分解される．

d. ×　アスピリンは pH 10 ではすでに 100％イオン形となっており，
　　　pH の増加とともにイオン形の割合が増加することはない．

（82166）

問 12

b と c が正しい．

a. ×　H_3O^+ が触媒作用を示す範囲では － 1，OH^- が触媒作用を示す範
　　　囲では ＋ 1 の傾きをもつ直線が得られる．問題 1 および Check
　　　Point 参照．

d. ×　イオン強度が増大すると K は小さくなり安定になる．

（94167）

276

6-9 製剤の安定化

問1

a と d が正しい.

b. × チアミン硝化物のほうが安定

c. × アスコルビン酸はそれ自身が酸化されやすいので,抗酸化剤に用いられる.

（92165）

問2

a と c が正しい.

b. × エリスロマイシンステアリン酸塩の例など.

d. × 亜硫酸水素ナトリウムも抗酸化剤として用いられる.

（79172）

問3

K の分母の ［A］ および ［B］ は複合体を形成していない A,B の濃度であることに注意する.

図から A の飽和溶解度は 0.15 mol/L である. B が 0.3 mol/L 添加されたときに A の溶解度が 0.35 mol/L にまで増加しているので,0.35 − 0.15 = 0.20 mol/L の複合体が生成していることになる. したがって,［A］= 0.15,［AB］= 0.20. ［B］= 0.30 − 0.20 = 0.10,よって $K = \dfrac{0.20}{0.10 \times 0.15}$ = 13.3 L/mol. よって答は 2. なお,この際,複合体中の A:B は 2:3 の割合である（79081）.

問4

2

図中の目盛を任意に設定し,計算してみればよい. たとえば,図中の横軸の 1 目盛を 10,縦軸の 1 目盛を 1 と仮定すると,D_A については ［D_A］

$= 3$, $[D_A - P] = 7 - 3 = 4$, $[P] + [D_A - P] = 20$ より $[P] = 16$

よって，$K_A = \dfrac{4}{3 \times 16} \fallingdotseq 0.08$. D_B は，$[D_B] = 1$, $[D_B - P] = 5 - 1 =$

4, $[P] + [D_B - P] = 20$ より $[P] = 16$ よって，$K_B = \dfrac{4}{1 \times 16} = 0.25$.

D_C は $[DC] = 3$, $[D_C - P] = 5 - 3 = 2$, $[P] + [D_C - P] = 20$ よ

り $[P] = 18$ よって，$K_C = \dfrac{2}{3 \times 18} \fallingdotseq 0.037$. よって，$K_B > K_A > K_C$ が

正しい（87171）.

問5

$$K = \frac{0.3 - 0.1}{0.1 \times 0.1} = 20 \ \text{(L/mol)}$$

問6

5

混合した後の水中の A，B，AB の濃度を $[A]_w$, $[B]_w$, $[AB_2]_w$, 油中の

濃度を $[A]_o$, $[B]_o$, $[AB_2]_o$, とおくと，求める複合体の安定度定数は

$K = \dfrac{[AB_2]_w}{[A]_w \cdot [B]_w^2}$ となる．問題文から A の水溶液中の濃度は，複合体を

形成していない $[A]_w$ と形成している $[AB_2]_w$ の和であることから，$[A]_w$

$+ [AB_2]_w = 0.3$ mol/L. B は複合体 AB_2 の 1 mol を形成するためには

2 mol 必要となることから，$[B]_w + 2 [AB_2]_w = 0.9$ mol/L. 油中の濃度

も同様に，$[A]_o + [AB_2]_o = 0.2$ mol/L, $[B]_o + 2 [AB_2]_o = 0.3$ mol/L.

AB の油/水分配係数は $\dfrac{1}{2}$ であることより，$[AB_2]_w = 2 [AB_2]_o$. B の油

に対する溶解度は，$[B]_o = 0.1$ mol/L. このことより，$[AB_2]_o = 0.1$

mol/L, $[AB_2]_w = 0.2$ mol/L, $[A]_w = 0.1$ mol/L, $[B]_w = 0.5$ mol/L.

278

$$K = \frac{0.2}{0.1 \times 0.5^2} \fallingdotseq 8.0. \quad \text{よって 5 が正解.}$$

問 7

$$K = \frac{0.5 - 0.2}{0.2 \times 0.1} = 15 \ (\text{L/mol}) \quad \text{よって 3.}$$

問 8

$$K = \frac{0.4 - 0.2}{0.2 \times (0.6 - 0.2)} = 2.5 \ (\text{L/mol})$$

問 9

混合した後の水中の A, B, AB の濃度を $[A]_w$, $[B]_w$, $[AB]_w$, 酢酸エチル中の濃度を $[A]_o$, $[B]_o$, $[AB]_o$ とおくと, 求める複合体の安定度定数は $K = \dfrac{[AB]_w}{[A]_w \cdot [B]_w}$ となる. 問題文から A の水溶液中の濃度は, 複合体を形成していない $[A]_w$ と形成している $[AB]_w$ の和であることから, $[A]_w + [AB]_w = 7$ mol/L. 同様に B は, $[B]_w + [AB]_w = 11$ mol/L. 酢酸エチル中の濃度も同様に, $[A]_o + [AB]_o = 5$ mol/L, $[B]_o + [AB]_o = 3$ mol/L. AB の酢酸エチル/水分配係数は $\dfrac{1}{2}$ であることより, $[AB]_w = 2 [AB]_o$. A および B の酢酸エチルに対する溶解度は, $[A]_o = 2$ mol/L, $[B]_o = 0$ mol/L より, $[AB]_o = 3$ mol/L, $[AB]_w = 6$ mol/L, $[A]_w = 1$ mol/L, $[B]_w = 5$ mol/L. $K = \dfrac{6}{5 \times 1} = 1.2$ (L/mol).

問 10
略

演習問題　解答編　　*279*

〔第 7 章〕

問 1

散剤は粉末をそのまま用いたものであり，コーティングを施さない．顆粒剤にはコーティングを施した徐放性顆粒剤や腸溶性顆粒剤がある．

問 2

押出し式造粒法

押出し式造粒法で得られる造粒物は，円柱状で圧密化されており，顆粒剤として用いられる．打錠用顆粒としては適していない．

問 3

現象　キャッピング（capping），ラミネーション（lamination）
原因　顆粒の過乾燥，結合剤の不足，滑沢剤の過量添加

現象　バインディング（binding）あるいはダイフリクション（die friction），スティッキング（sticking）
原因　顆粒の乾燥不足，結合剤の過量添加，滑沢剤の不足

問 4

溶出試験法または崩壊試験法，製剤均一性試験法

問 5

乳糖，白糖，デンプン，結晶セルロース，無水リン酸水素カルシウム，マンニトールなど．

問 6

ヒドロキシプロピルセルロース（HPC），カルメロースナトリウム（CMC-Na），ポビドン（PVP），メチルセルロース，ヒプロメロース（ヒドロキシプロピルメチルセルロース，hydroxypropylmethylcellulose：HPMC）

問 7

ヒプロメロース（ヒドロキシプロピルメチルセルロース，hydroxypropy-lmethylcellulose：HPMC），ヒドロキシプロピルセルロース（HPC），エチルセルロース（EC）などが用いられる．EC は水不溶性であるが，乳化して調製し，EC の微粒子を分散させた水系コーティング剤の使用が増加し，脱有機溶剤化が進んでいる．

問 8

0.69 g

$$x = \frac{0.52 - 0.122}{0.578} = 0.69 \text{ g}$$

問 9

0.48 g

$$x = \frac{0.52 - 0.122 \times 2}{0.578} = 0.48 \text{ g}$$

問 10

6.4 g

$$\frac{0.52 - 0.15}{0.578} = 0.64$$

100 mL に対して 0.64 g 必要であるから，

$$0.64 \times 10 = 6.4$$

問 11

1.48 g

1％塩酸コカイン溶液 100 mL 中の塩酸コカイン量は，

$$0.01 \times 100 = 1.0 \text{ g}$$

100 mL 中の塩酸コカインの食塩価は，

演習問題　解答編

$1.0 \times 0.16 = 0.16$

等張化にホウ酸 x g を加えると,

$0.16 + (0.5 \times x) = 0.9$

$\qquad\qquad x = 1.48$

問 12

1.7 g

$x = 0.9 - a\,y = 0.9 - 0.13 \times 1.0 \times \dfrac{100}{200} = 0.835$

200 mL 調製するのだから,

$0.835 \times 2 = 1.7$ g

問 13

0.33 g

まず, 30 mL を 100 mL 処方に書き直すと,

エフェドリン塩酸塩	2.0 g
クロロブタノール	0.5 g
ブドウ糖	x g
滅菌精製水	適量
全量	100 mL

これで, 食塩当量で食塩に換算すると,

エフェドリン塩酸塩	$2.0 \times 0.30 = 0.6$
クロロブタノール	$0.5 \times 0.24 = 0.12$
ブドウ糖	$x \times 0.18$
全量	0.9

$0.9 = 0.6 + 0.12 + (x \times 0.18)$
$x = 0.33 \text{ g}$

問 14

0.3％だから，$16.7 \times 0.3 \fallingdotseq 5$．硫酸亜鉛 0.3 を 5 mL の滅菌精製水に溶解し，これに生理食塩水を加えて全量で 100 mL とすれば等張となる．

問 15

308 mOsm/L
生理食塩水は，NaCl 0.9％ = 0.9 g/100 mL = 9 g/L

よって，$\dfrac{9}{58.5} \times 1000 \fallingdotseq 154 \text{ mOsm/L}$

NaCl は完全解離しているので，154 mOsm/L × 2 = 308 mOsm/L

問 16

3, 5, 6, 8, 10, 11

問 17

表面を半透膜で覆った錠剤で，小孔が開けられている．消化管中で半透膜を通じて錠剤へ水が浸入して薬物が溶解する．それによって膜内部で浸透圧が生じ，小孔から薬物溶液が放出する．膜内部は飽和溶解濃度が保たれるので，一定速度の放出が得られる．

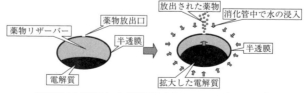

浸透圧を利用した薬物放出システム（OROS®）

問 18

眼内治療システムであるオキュサート®（Ocusert®）は，ピロカルピンを含む貯蔵部をエチレン酢酸ビニル共重合体（EVA）膜で覆った緑内障治療薬．1週間にわたり房水中の薬物濃度を一定に保つ製剤．

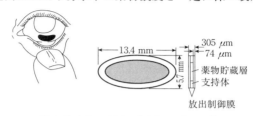

眼内治療システム（オキュサート®）

問 19

黄体形成ホルモン放出ホルモン（LHRH）誘導体であるリュープロレリン酢酸塩を生体分解性高分子であるポリ乳酸グリコール酸（PLGA）のマイクロスフェアに封入した皮下に投与する懸濁性注射剤．皮下に投与後，PLGAは加水分解により分解し，リュープロレリン酢酸塩を1か月にわたり一定速度で放出する．テストステロン産生を低下させ，優れた下垂体-性腺系機能抑制作用を有し，前立腺がんや子宮内膜症などの治療に用いられる．現在では，3か月にわたって放出する製剤も市販されている．

問 20

経皮治療システム（transdermal therapeutic system，TTS）．皮膚を通して薬物を持続的に吸収させ，全身作用を期待する製剤．ニトログリセンを含有したニトロダームTTS®，硝酸イソソルビドのテープ剤のフランドルテープS®は狭心症の予防に用いられる．ツロブテロール製剤のホクナリンテープ®は気管支喘息発作の予防薬．ただし，急性の発作時には有効ではない．

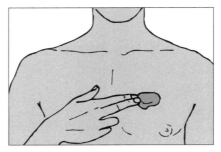

ニトロダーム TTS® の適用法

問 21

大豆油をレシチンで乳化した o/w 型エマルションで，この油滴中に薬物を溶解させた製剤．静脈内投与すると，動脈硬化病変部や炎症部に集積するため，プロスタグランジン E_1 やデキサメタゾンパルミチン酸エステルを封入した製剤がある．

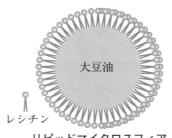

リピッドマイクロスフィア

荻原　琢男（おぎはら　たくお）
高崎健康福祉大学薬学部生物薬剤学研究室教授
- 1983年　青山学院大学大学院理工学研究科修了
- 1983年　持田製薬㈱入社
- 1994-95年　金沢大学薬学部辻研究室に国内留学
- 2000年　金沢大学より薬学博士授与
- 2006年10月より現職
- 専門：医薬品の生体内動態，トランスポーター

横浜市出身，横浜ベイスターズのファン．金沢の夜（日本酒，寒ぶり，香箱がに，ホタルイカ）をこよなく愛す．趣味はラグビー，フルート．

尾関　哲也（おぜき　てつや）
名古屋市立大学大学院薬学研究科薬物送達学分野教授
- 1990年　東京薬科大学薬学部卒業
- 1995年　同大学院博士課程後期修了，博士（薬学）学位取得
- 1999年　東京薬科大学講師
- 2003年　Kansas 大学留学
- 2006年　東京薬科大学准教授
- 2009年6月より現職
- 専門：DDS・粒子設計

名古屋市出身，中日ドラゴンズのファン．味噌煮込みうどん，みそカツ，あんかけスパゲティー，小倉トーストをこよなく愛す．趣味はゴルフ，ベースギター．

森部　久仁一（もりべ　くにかず）
千葉大学大学院薬学研究院製剤工学研究室教授
- 1994年　千葉大学大学院修士課程修了
- 2000年　千葉大学より薬学博士授与
- 2001年　Utah 大学博士研究院
- 2002年　千葉大学講師
- 2004年　千葉大学准教授
- 2014年より現職
- 専門：物理薬剤学，製剤工学

浜松市出身，信条：今やらなければならないこと，今しかできないことに全力を尽くそう．趣味はおいしいお酒を飲むこと．

京都廣川 "パザパ" 薬学演習シリーズ❺

物理薬剤学・製剤学演習〔第2版〕

定価（本体 2,800 円＋税）

2010 年 4 月 1 日　初 版 発 行 ©
2018 年 3 月 10日　第 2 版発行
2020 年 2 月 16日　2 刷 発 行

	荻　原　琢　男
共　著　者	尾　関　哲　也
	森　部　久仁一

発　行　者　廣　川　重　男

印 刷・製 本　日本ハイコム
表紙デザイン　㈲羽鳥事務所

発行所　**京 都 廣 川 書 店**

東京事務所　東京都千代田区神田小川町 2-6-12 東観小川町ビル
　　　　　　TEL 03-5283-2045　FAX 03-5283-2046
京都事務所　京都市山科区御陵中内町　京都薬科大学内
　　　　　　TEL 075-595-0045　FAX 075-595-0046

URL：http://www.kyoto-hirokawa.co.jp/

✹⁂ ISO14001 取得工場で印刷しました

―― 京都廣川・刊行書（4）――

★ "パザパ" 薬学演習シリーズ ★

pas à pas（フランス語）とは一歩一歩 step by step! １ページ完結のやさしい問題を繰り返し解くことで，自然に基本が理解できる．毎日の講義の復習・確認に最適．数百題の豊富な問題を収載．通学中にも利用できるハンディサイズ． **B6判**

❶ **薬学分析化学演習〔第2版〕**
田和理市・児玉頼光・松田 明 2,800 円（税別）

❷ **物理化学演習〔第2版〕**
三輪嘉尚・青木宏光 3,800 円（税別）

❹ **有機化学演習**
上西潤一/和田昭盛 3,800 円（税別）

❺ **物理薬剤学・製剤学演習〔第2版〕**
荻原琢男・尾関哲也・森部久仁一 2,800 円（税別）

❻ **薬物速度論演習**
灘井雅行/荻原琢男・林 弥生 2,800 円（税別）

❼ **薬学計算演習〔第2版〕**
黒澤隆夫・豊田栄子 3,200 円（税別）

❾ **生物薬剤学演習**
伊藤清美・荻原琢男・宮内正二 2,800 円（税別）

❿ **調剤学演習**
小林道也・齋藤浩司・唯野貢司・千葉 薫 2,800 円（税別）

⓫ **衛生薬学演習〔第3版〕**
緒方文彦・川﨑直人・渡辺徹志 3,600 円（税別）

⓬ **薬事関係法規演習〔第2版〕**
山本いづみ 3,200 円（税別）

⓭ **生化学演習**
野尻久雄/唐澤 健・佐々木洋子・山下 純 3,800 円（税別）

◆

★臨床での複合的事象を解く鍵は何か？ズバリ基礎力！★

学部生が理解できる（模擬）症例を基礎分野に因数分解することにより，基礎力の重要性を再認識させることを狙った問題集．

岩城正宏・齋藤浩司・灘井雅行 編著

リアリスティック 薬学複合問題
B5判 206頁 4,000円（税別）

リアリスティック 続・薬学複合問題
B5判 192頁 4,000円（税別）

京都廣川書店
KYOTO HIROKAWA URL: http://www.kyoto-hirokawa.co.jp/